AF378088

Dieta hormonal

ANNAMARIA COLAO

Dieta hormonal

*El régimen médico que te hará adelgazar
actuando en la raíz de tu metabolismo*

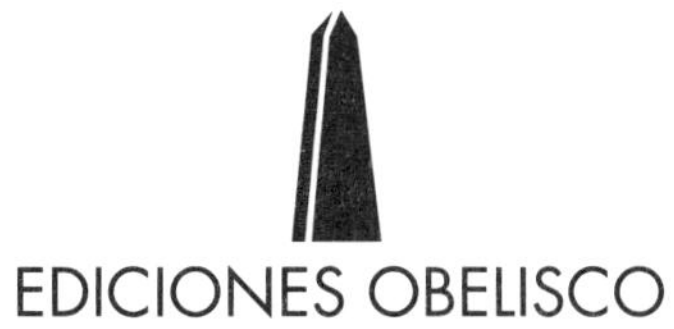

EDICIONES OBELISCO

Colección Salud y Vida natural
DIETA HORMONAL
Annamaria Colao

1.ª edición: marzo de 2025

Título original: *La dieta degli ormoni*
Traducción: *Manuel Manzano*
Maquetación: *Marga Benavides*
Corrección: *M.ª Ángeles Olivera*
Diseño de cubierta: *Enrique Iborra*

© 2024, Sonzogno de Marsilio Editori® S.P.A. Venecia, Italia
(Reservados todos los derechos)
© 2025, Ediciones Obelisco, S. L.
(Reservados los derechos para la presente edición)

Edita: Ediciones Obelisco, S. L.
Collita, 23-25 Pol. Ind. Molí de la Bastida
08191 Rubí - Barcelona - España
Tel. 93 309 85 25
E-mail: info@edicionesobelisco.com

ISBN: 978-84-1172-232-2
D L B 20032-2024

Impreso en España en los talleres gráficos de Romanyà/Valls, S. A.
Verdaguer, 1 - 08786 Capellades (Barcelona)

Printed in Spain

Ciencia para la vida

Serie creada y dirigida por Eliana Liotta[1]
El estudio del cuerpo humano es una puerta que se abre a lo sublime. No hay inteligencia artificial que pueda igualar la complejidad de la mente, no hay robot que alcance la perfección de los cinco sentidos.

En tan solo un centímetro cúbico, el cerebro tiene millones y millones de neuronas que piensan, aman y crean. El corazón es un músculo programado para sus incesantes contracciones, cien mil latidos al día. Y el intestino es un filtro atravesado, en una existencia media, por lo que queda de 30 toneladas de alimentos y 50.000 litros de líquidos. «Estoy entre los que piensan que la ciencia tiene una gran belleza» –señaló Marie Curie–. Un erudito en su laboratorio no es solo un técnico, es también un niño ante fenómenos naturales que le impresionan como en un cuento de hadas».

La serie Ciencia para la Vida tiene como objetivo contar la historia de los encantos y sorpresas de nuestro progreso en este planeta, con sus avances y sus retrocesos. Pero los objetivos de la genética, la medicina o la neurociencia no se quedan en pura teoría: son los puntos de partida para ofre-

---

1. Periodista y divulgadora científica, es autora de *best sellers* como *La Dieta Smartfood* y *L'età non è uguale per tutti* «La edad no es igual para todos». Su último libro es *La vita non è una corsa* «La vida no es una carrera», en la editorial La nave di Teseo.

cer consejos que los lectores pueden aplicar en la vida cotidiana. Es decir, investigación al servicio de todos.

En una batalla constante contra las *fake news*, contra esa información falsa que resulta aún más insoportable en un ámbito delicado como es la salud, los libros de la serie se presentan como brújulas, buenos para orientarse en una vida que se espera sea larga, luminosa y llena de generosidad.

PRIMERA PARTE

Sistema endocrino y nutrición

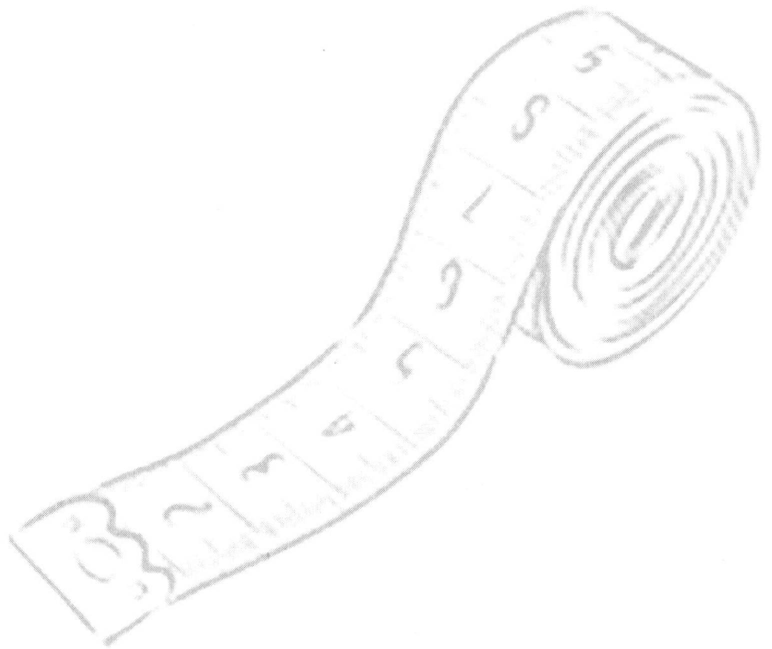

1

Perder peso

Por qué seguir una dieta hormonal

Perder peso es una cuestión de hormonas. Regulan las sensaciones de hambre y saciedad, modulan nuestra capacidad para digerir diversos alimentos y absorber calorías, pero el estado de ánimo, la serenidad y el sueño también dependen de estas moléculas. Desde hace años, con mi equipo de la Universidad Federico II de Nápoles, estudio los delicados equilibrios que dictan nuestra relación con la mesa: el último resultado es el libro que tienes en tus manos, un manual que permite a todos perder peso de manera sana, rápida y duradera.

Cuatro planes para controlar el peso

Las hormonas son conocidas por su función sexual: la testosterona en los hombres, los estrógenos en las mujeres. Sin embargo, su importancia va mucho más allá y afecta también a nuestra relación con la mesa. Diré de entrada que el sistema del que forman parte se llama «endocrino», uno de los tres grandes sistemas que regulan las funciones de todo el organismo, como el sistema inmunológico y el sistema nervioso.

El sistema endocrino parte de una pequeña zona del cerebro, el hipotálamo, que registra todas las influencias del exterior. Registra la luz, y por tanto la influencia que tienen el día y la noche en nuestro organismo. Registra la temperatura, las relaciones sociales, la progresión de nuestra edad, y, como consecuencia, el paso de niño a adolescente, de adulto a anciano. También regula la sensación de hambre y saciedad.

El hipotálamo está conectado a la glándula pituitaria, una glándula endocrina fundamental para el bienestar humano, y juntas controlan las demás glándulas de nuestro cuerpo: la tiroides, la glándula suprarrenal, los ovarios y los testículos, las paratiroides y luego todo el sistema endocrino extendido. No hay órgano que no tenga una connotación endocrina, es decir, que no intervenga en la secreción de hormonas: el corazón es un órgano endocrino, el riñón lo es y el intestino también. Esto significa que la influencia hormonal afecta a los latidos del corazón, a la presión arterial, al estado de ánimo y, de hecho, a la digestión.

En este intrincado panorama, es imposible pensar que nuestro deseo de comer y nuestra sensación de saciedad puedan controlarse solo reduciendo las calorías del menú. Si queremos adelgazar, y hacerlo de manera duradera, debemos implicar a nuestro sistema endocrino. Necesitamos una dieta hormonal.

En la primera parte del libro te ayudaré a descubrir cómo funciona el complejo vaivén hormonal de nuestro organismo, los mecanismos que gobiernan la digestión de los nutrientes y el equilibrio hídrico.

En la segunda parte, sin embargo, presentaré mi programa, dividido en cuatro planes dietéticos, que se pueden seguir en diferentes momentos de la vida, según las necesidades individuales y los consejos del médico:

- El plan insulina stop, destinado a reducir la insulina circulante, adecuado para atacar las reservas de grasa y, en particular, la grasa abdominal.
- El plan serotoninérgico, que debe combinarse con actividad física, es una dieta que va acompañada de la liberación de serotonina, la hormona de la felicidad.
- El plan de la leptina, que restablece el equilibrio entre la grelina y la leptina, las hormonas del hambre y la saciedad, respectivamente.
- Finalmente, el plan melatonina plus, que favorece la producción de melatonina, la hormona de las buenas noches, y permite un reinicio periódico del metabolismo.

Qué son las hormonas

Vuelvo a las hormonas para intentar explicarlas muy bien. Normalmente, cuando hablamos de ello nos vienen a la mente situaciones de descontrol: las hormonas «locas» de la adolescencia, las «desaparecidas» de la menopausia, las «intoxicadas» de los momentos en los que nuestro organismo se descontrola.

En realidad, hay que pensar en ellas exactamente al revés, es decir, como las grandes reguladoras del equilibrio del organismo, instrumentos que tocan al unísono en una orquesta para hacer que los órganos funcionen al máximo. Cada una de nuestras acciones, en diferentes momentos del día, está regulada por las hormonas, y por eso es fundamental conocerlas.

Las estructuras que las producen, las glándulas, forman parte del sistema endocrino, que gestiona el funcionamiento del organismo humano.

Una hormona liberada por una determinada glándula actuará en un órgano distante. De hecho, el término «hormona» deriva del griego *ormao*, que literalmente significa «fluir», poner en movimiento: las hormonas se introducen en el torrente circulatorio y a través de la sangre van de una parte de nuestro cuerpo a otra, regulando sus funciones fundamentales: del crecimiento a la fertilidad, de la sensación de frío a la de hambre y sed, de la presión arterial a la tensión muscular.

Como ya escribí, además de las glándulas de las que tanto oímos hablar (epífisis, hipotálamo, hipófisis, tiroides, paratiroides, páncreas, testículos y ovarios), hay órganos como el intestino y el propio tejido adiposo que también pueden ser considerados glándulas endocrinas, porque producen hormonas.

¿De qué manera funciona el sistema endocrino? Pensamos en las hormonas como mensajeros químicos que salen de las glándulas para alcanzar un objetivo incluso a larga distancia. Para entender cómo funcionan podríamos imaginar una llave encajando en la cerradura. Del mismo modo que las llaves son todas diferentes entre sí y cada una corresponde a una única cerradura que abre una puerta, cada hormona tiene su propio receptor. La primera es la llave, el segundo la cerradura. Cuando la hormona llega a su receptor, ubicado en una célula objetivo, la llave gira, hace clic en la cerradura y activa el segundo mensajero de esa hormona específica e inicia su función.

Los receptores pueden encontrarse en la membrana de la célula (esto se aplica a las hormonas de naturaleza peptídica, como la insulina, las hormonas pituitarias y neurohipofisarias, como la oxitocina y la vasopresina), o en su interior (es el caso del cortisol y los estrógenos, que tienen una estructura lipídica y atraviesan la membrana celular). Una vez que la cerradura hace clic, la hormona induce a esa célula a realizar la tarea para la que está programada en nuestro organismo, secretando sustancias como proteínas u otras hormonas.

Se trata de una especie de fenómeno en cascada, en el que la producción de una hormona bloquea la de la hormona que la generó: en la práctica, la hormona «hija» desactiva la hormona «madre». Este fenómeno se conoce como «retroalimentación negativa».

Todo esto influye mucho en nuestro deseo de comer, nuestra digestión y nuestro metabolismo. Si queremos adelgazar, debemos mirar dentro de nosotros mismos antes de pensar en la nutrición en sí.

El peso y la salud

Soy médico y me centro en los kilos de más, porque no es solo una cuestión estética, sino también de salud física y psicológica, además de un tema con un gran impacto social y económico.

Nos golpean mensajes contradictorios con los que inevitablemente tenemos que lidiar. Por un lado, en el mundo hay más de dos mil millones de personas con sobrepeso y obesidad y, por otro, poblaciones enteras siguen pasando hambre y no tienen acceso a alimentos nutritivos suficientes (345 millones, según Save the Children). Por no hablar del uso del agua dulce, esencial para la cría de animales, pero al mismo tiempo un recurso primario que falta en algunas zonas del mundo. Menciono estos datos porque me gustaría que sirvieran de reflexión sobre el valor que se le debe dar a los alimentos, por el bien del organismo, del medio que nos rodea y de la sociedad en la que vivimos.

Creo que todos deberían hacer la parte que les toca:

- Los médicos endocrinólogos, que llevamos años estudiando el fenómeno de la obesidad, con todas las complicaciones patológicas que de ella se derivan.
- Las familias, que se encargan de alimentar a sus hijos.
- Los empresarios y alcaldes de nuestras ciudades, que deberían tener en mente la mejora de la calidad de vida de los ciudadanos (y el peso es un aspecto).

Para que esto suceda, es importante que todos estemos más informados, que seamos más conscientes y que estemos más atentos, más comprometidos.

Mejor informados: los datos alarmantes

Cuando hablamos de control de peso no podemos dejar de referirnos al fenómeno de la obesidad, una alarma global en

España, Europa y el mundo. Nos referimos al aumento generalizado del índice de masa corporal de la población, o del peso de la población en relación con la altura: se trata de un fenómeno, cuanto menos, alarmante, dadas las cifras.

Consideremos que, según datos proporcionados por la Organización para la Cooperación y el Desarrollo Económico (OCDE), desde 1980 el número de personas con sobrepeso y obesidad se ha más que duplicado en casi todo el mundo, a excepción de algunas zonas concretas del planeta, donde existe una gran pobreza nutricional, como en África y determinadas zonas de Extremo Oriente.

Según estimaciones actuales (World Obesity Federation & RTI International, 2022), hay casi mil millones de personas obesas, y habrá 1900 millones en 2035, una de cada cuatro personas. De ellas, 1,5 adultos y aproximadamente uno de cada cinco niños.

Según datos de la Organización Mundial de la Salud para Europa (2022), el 59 por 100 de los adultos y casi uno de cada tres niños tienen sobrepeso o son obesos.

En países como Italia, por ejemplo, según las últimas estimaciones, hay más de 25 millones de personas con sobrepeso, es decir, más del 46 por cien de los adultos y el 26,3 por cien de los niños y adolescentes. La distribución geográfica, sin embargo, presenta diferencias notables entre el norte y el sur, en claro detrimento de este último. En el sur y en las islas, el porcentaje de sobrepeso y obesidad está por encima de la media nacional, con un pico en mi región, Campania.

Italia ocupa el cuarto lugar a nivel europeo en prevalencia de sobrepeso y obesidad en la infancia y la adolescencia (según el último informe de la Iniciativa Europea de Vigilancia de la Obesidad Infantil de la OMS, elaborado por la oficina europea de la Organización Mundial de la Salud). En España, el 39 por 100 de los niños de 7 a 9 años tiene sobrepeso. Y recuerda que un niño obeso tiene entre un 75 por 100 y un 80 por 100 de posibilidades de convertirse en un adulto obeso con alto riesgo de diabetes.

Un último dato: en Italia la obesidad afectará al 31 por 100 de los adultos de aquí a 2035, con un aumento anual del 2 por 100 (según el informe Atlas Mundial de la Obesidad 2023).

Más conscientes:
el entorno obesogénico

¿Por qué deberíamos prestar atención al aumento exponencial de peso de la humanidad? Esto es lo que intentaré explicar en estas páginas, que pretenden orientar a las personas en la elección de unos alimentos frente a otros, teniendo en cuenta su equilibrio hormonal.

Para ello, sin embargo, debemos ser conscientes del entorno en el que vivimos y de los cambios que ha sufrido a lo largo del tiempo, de lo que nos resulta bueno y de lo que nos perjudica. De hecho, los factores que provocan la obesidad son muchos y todos contribuyen a crear lo que hoy los expertos definen como un entorno obesogénico, precisamente aquel en el que vivimos cada día. Aquí están los cinco principales.

1. *La genética.* Desempeña un papel muy importante en el aumento de peso a partir de la vida intrauterina. ¿Cómo se alimenta la futura madre durante los nueve meses de

embarazo? ¿Cuánto se mueve? ¿En qué entorno vive? Las respuestas a estas preguntas influirán en la vida futura del niño, porque sus primeros mil días de vida extrauterina determinarán casi por completo su metabolismo a lo largo de su vida.

2. *La situación familiar.* Si un niño tiende a ganar peso, hay que prestar atención al contexto en el que vive inmediatamente. Según una encuesta del ISTAT, en Italia, por ejemplo, el 25 por 100 de los niños y adolescentes con sobrepeso tiene un progenitor obeso o con sobrepeso, y el porcentaje aumenta al 34 por 100 cuando los problemas de peso afectan a ambos progenitores.

3. *La mala alimentación.* No sólo los alimentos con un alto contenido en grasa y azúcar son los que provocan un aumento de peso. Comemos mal incluso cuando cocinamos mal, prefiriendo platos preparados, demasiado condimentados, demasiado abundantes, comiendo a horas irregulares (por eso dedico un capítulo entero a la crononutrición, en la página 175) y con prisas, sin escuchar los mensajes que nos envía nuestro cuerpo.

4. *El estilo de vida.* Quizá sea el elemento más «culpable» en la lista de las causas de la obesidad. La dependencia de la electrónica, por ejemplo, nos afecta en todo: desde trabajar desde casa pegados al ordenador, quizá comiendo en el escritorio, hasta quedar con gente por videollamada, renunciando a esas oportunidades de convivencia que, como explicaré en el capítulo 9, son la base de un correcto plan dietético. El sedentarismo y la falta de movimiento a menudo hacen que cualquier intento de perder peso sea inútil.

Calcular el índice de masa corporal

El índice de masa corporal (IMC) es el indicador de referencia tanto para estudios epidemiológicos, es decir, poblacionales, como para el cribado de obesidad: permite evaluar en qué medida una persona está por encima o por debajo del valor de peso considerado normal. Sin embargo, tiene un límite: este número no proporciona ninguna información sobre la composición corporal, ni dice específicamente si nuestro peso está dado por masa grasa o magra o cuál es el nivel de hidratación.

¿Cómo se calcula? Dividiendo el peso (en kilos) por la altura al cuadrado (expresada en metros).

¿Un ejemplo? Si un adulto pesa 73 kilos y tiene una altura de 1,80 metros, su IMC será:

$$73: (1,80 \times 1,80) = 22,53$$

Éstos son los criterios definidos por la Organización Mundial de la Salud:

- Peso insuficiente si el valor es inferior a 18.
- Peso normal si el valor varía entre 18,5 y 25 (incluso si se trata de una cifra que no tiene en cuenta la edad).
- Sobrepeso si oscila entre 25 y 30.
- Obesidad si es superior a 30.

A su vez, la obesidad se divide en:

- Leve (grado 1), entre 30,1 y 35.
- Moderada (grado 2), entre 35,1 y 40.
- Grave (grado 3), con un IMC superior a 40.

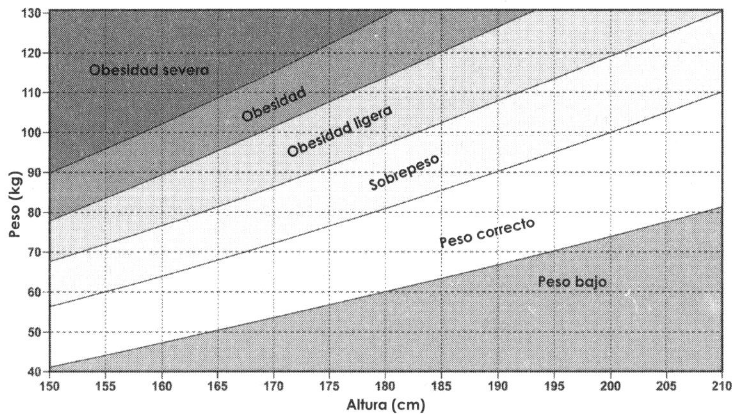

5. *Las condiciones socioeconómicas.* Los estudios demuestran que los ingresos y la vida social que uno lleva influyen en el peso, es decir, que influyen en el acceso a una buena alimentación. Y el nivel de educación también es inversamente proporcional al peso en una población determinada.

Más atentos: la cuestión social

Si queremos garantizar una vida más sana y más larga para nosotros y para nuestros hijos, no podemos ignorar el peso. La obesidad suele asociarse a otras enfermedades crónicas, incapacitantes y de riesgo para la salud, como enfermedades cardiovasculares, respiratorias, metabólicas, ligadas a alteraciones del sistema nervioso central, pero también a depresiones y tumores.

Uno de los estudios internacionales más importantes sobre la esperanza de vida en relación con el peso, realizado en 2001 en Europa y América del Norte, destacó cómo la tasa de mortalidad aumenta rápidamente cuando los individuos superan un índice de masa corporal (IMC) de 25. La esperanza de vida de una persona con obesidad (con un IMC de entre 30 y 35) es cuatro o cinco años inferior que la de una persona con un peso normal. Una cifra que llega a diez años menos si la obesidad es severa (IMC de entre 40 y 45).

Naturalmente, el nivel de atención también depende de la percepción que cada uno de nosotros tenga del problema. En Italia, por ejemplo, los padres consideran que el 40,3 por 100 de los niños con sobrepeso tienen un peso normal (según el quinto informe del Barómetro italiano de la obesidad, 2023).

Precisamente sobre esta conciencia debemos trabajar, para comprender que los kilos de más son un problema nacional y social.

Más ocupados: en casa, en la escuela, en el trabajo

Pero ¿qué podemos hacer para mantener nuestro peso dentro de los límites normales? A nivel individual podemos hacer mucho. Pero también a nivel social cada uno puede (¡y debe!) contribuir. En primer lugar, la familia: prestar atención a cómo los padres alimentan a sus hijos, porque un niño con sobrepeso tiene una alta probabilidad de convertirse en un adulto con obesidad y, por tanto, posiblemente en una persona con graves problemas de salud.

En la escuela: los niños pasan la mayor parte del día en clase y es fundamental que no tengan acceso a chucherías y bollería industrial, ricas en grasas saturadas y azúcares, que no hacen más que desencadenar mecanismos hormonales incorrectos que conducen al aumento de peso. En este sentido, el sistema escolar, en colaboración con las familias, puede hacer y ya está haciendo mucho, con programas de educación nutricional desde primaria para conseguir que nuestros pequeños aprendan a elegir el alimento adecuado en el momento correcto.

Los empresarios: ellos también quedan en entredicho en la lucha contra la obesidad, porque cuantos más problemas de peso tenga el trabajador, más disminuirá su rendimiento, comprometiendo el rendimiento general e influyendo en la productividad.

Mide tu cintura

Según el Código Europeo contra el Cáncer (OMS), se considera de alto riesgo una talla de cintura superior a 102 centímetros en hombres y 88 centímetros en mujeres.

Medirlo es sencillo: basta con coger una cinta métrica y colocarla alrededor de la circunferencia. La posición estándar es a la altura del ombligo: para ser precisos, a medio camino entre la parte superior del hueso de la cadera y la parte inferior de la costilla más baja).

Además, por parte de los trabajadores, hay que recordar que el exceso de peso es a menudo una fuente de discriminación: varios estudios muestran cómo las personas obesas reciben por término medio un salario más bajo o, en todo caso, son excluidas de determinadas tareas y, a menudo, en el proceso de acceso a ellas. En el mercado, quienes tienen sobrepeso reciben un trato diferente (en Gran Bretaña, por ejemplo, las personas obesas en edad de trabajar tienen entre un 1,5 por 100 y un 20 por 100 menos de probabilidades de conseguir un empleo).

Los alcaldes: ellos también pueden y deben hacer mucho, creando espacios en cada ciudad para que los niños y los jóvenes puedan jugar y moverse con seguridad, alejándolos de los dispositivos electrónicos que no hacen más que favorecer el aumento de peso. Sería importante especialmente en aquellas situaciones –y aún hay muchas en algunos países– en las que no todas las familias tienen la posibilidad de llevar a sus hijos a practicar deporte dos o tres veces por semana.

El sistema sanitario: es innegable que la obesidad tiene un coste, que se hace sentir significativamente en el presupuesto de nuestra asistencia sanitaria, aumentando también el riesgo de hospitalización. Pensamos que una persona con obesidad severa o muy severa cuesta cada año entre 450 y 550 euros más que una persona con peso normal. Otra razón más para luchar contra el problema.

El mundo de la cultura: como profesora universitaria, además de médico, estoy obviamente involucrada. Está demostrado que cuanta más educación tienes, más capaz eres de mantener tu peso bajo control, y ésa es la dirección en la que debemos avanzar para darle a un segmento cada vez mayor de la población la oportunidad de aprender, estudiar y profundizar. Y estar mejor.

2

Frenar el hambre

¿Qué hormonas regulan el apetito?

Para entender cómo conseguir adelgazar, primero debes entender cómo se regula el peso corporal. Se trata de un sistema bastante complejo, formado por continuos equilibrios entre la cantidad de energía que introducimos a través de los alimentos y la que consumimos durante el día.

Dicho de manera sencilla, si se introduce un exceso de energía y se consume poca energía, engordamos, pero si prevalece el gasto energético sobre la energía introducida, perderemos kilos. Para mantener el peso ideal, por tanto, es fundamental que ambos factores estén bien equilibrados.

Si no se consiguen los resultados deseados con la dieta (los expertos hablan de fracaso terapéutico) y no se consigue la pérdida de peso buscada, significa que prevalecen las señales que ahorran energía.

Muy a menudo se produce una redundancia de la señal de hambre, con la consecuencia de que estamos más inclinados a alimentarnos y menos a sentirnos llenos: si algo se atasca en este mecanismo, que también es hormonal, nuestro peso se ve afectado.

El hambre está vinculado a dos tipos de estímulos:

- Un estímulo fisiológico, que depende de los nutrientes consumidos y digeridos y de la acción de una miríada de neuropéptidos y hormonas.
- Un estímulo psicológico, que muchas veces nos lleva a comer incluso cuando en realidad no tenemos apetito, regulado también por neurotransmisores y hormonas.

La sensación de hambre está regulada por muchos actores que van desde la periferia de nuestro cuerpo hasta la cabeza. El cerebro recibe numerosos estímulos que provienen de distintos lugares:

- El estómago, en particular de su llenado.
- El nervio vago, que pasa desde el cerebro a través del cuello, cruza el tórax y llega al abdomen: su función, en particular, es señalar que el tracto digestivo se ha llenado y se está produciendo la transformación de los alimentos, al término del cual podrá introducirse más.
- El tejido adiposo, es decir, de la grasa que tenemos almacenada.

Sí, la grasa se comporta como si fuera una glándula y segrega tres hormonas:

- Leptina, que estimula la sensación de saciedad.
- Adiponectina, que favorece la combustión de los ácidos grasos almacenados como reserva.
- La resistina, que actúa directamente sobre el páncreas, provocando que no produzca demasiada insulina y, por tanto, influyendo en la sensación de hambre.

La propia resistina se ha descrito a menudo como la causa de la resistencia a la insulina inducida por la obesidad. Es una hormona que también se expresa en el hipotálamo y regula centralmente la ingesta de alimentos y el metabolismo de la glucosa y los lípidos. Al frenar la producción de insulina, tiene un efecto directo sobre el apetito. Cuando estamos en ayunas, la glucemia, es decir, el nivel de azúcar en circulación, desciende, y la insulina, que tiene la función de regular la glucosa en sangre, desciende a cero y luego comienza a producirse de nuevo cuando empezamos a comer, en particular carbohidratos. La insulina es una gran protagonista del sistema hambre-saciedad y también lo será del plan dietético insulina stop (capítulo 8). Producida por el páncreas, su tarea principal es transportar el azúcar a las células, en parte para utilizarlo inmediatamente y, en parte, para almacenarlo como suministro de energía. Cuando el azúcar en sangre comienza a bajar, la producción de insulina también disminuye y volvemos a sentir hambre.

Dentro de este circuito, cuando los niveles de azúcar en sangre bajan, interviene el glucagón, un antagonista de la insulina, que recurre a las reservas de glucosa (glucógeno), presentes tanto en los músculos como en el hígado, para equilibrar los niveles de azúcar en sangre y prevenir la sensación de hambre, prolongando el tiempo de saciedad.

Cualquiera que haya experimentado una crisis de hipoglucemia, la llamada «bajada de azúcar en sangre», sabe que es realmente desagradable: las reservas de glucagón y azúcar impiden que los niveles de azúcar en sangre bajen demasiado, ya que esto puede poner en peligro la existencia. Lamentablemente, en quienes tienen sobrepeso, la producción de insulina es excesiva, por lo que muchas veces durante el día el nivel de azúcar en sangre baja (no tanto como para percibirse como una señal de peligro) y la sensación que se siente es la de hambre.

Dentro de este sistema también juegan un papel importante las incretinas, hormonas secretadas por las células endocrinas intestinales al comer, como el GLP-1 (*Glucagon-Like Peptide-1*), que estimula la sensación de saciedad y reduce el vaciado del estómago (de hecho, se utilizan algunos de sus análogos en la terapia farmacológica de la obesidad). Aún no nos hemos metido ni una miga en la boca y los intestinos ya la están segregando. Unos diez o quince minutos antes de la hora habitual de comer, comienza una mínima secreción de insulina, que luego intervendrá de manera abundante en la digestión de las comidas.

El GLP-1 alcanza su punto máximo una hora antes de sentarse a la mesa, luego vuelve a la normalidad y vuelve a subir al comienzo de la comida.

La otra hormona incretina es el GIP (*Glucose-dependent Insulinotropic Polypeptide*): se produce para ralentizar la motilidad gástrica y estimular la secreción de insulina al mismo tiempo.

Cuando el estómago está vacío, sentimos hambre: las endorfinas, las llamadas hormonas de la felicidad, disminuyen y no hay nutrientes en el intestino delgado. En este punto comienzan las contracciones gástricas y se producen hormonas digestivas.

Los factores externos también actúan sobre nuestro apetito, lo que nos lleva a buscar comida: los inputs sensoriales como sonidos, ruidos y olores influyen en el aumento del hambre. Los estímulos sociales, a su vez, tienen un efecto directo sobre nuestro deseo de comer: a menudo nos sentamos a la mesa no tanto porque tengamos mucha hambre, sino por la necesidad de compartir, de estar con los demás, de calmarnos.

Cuando el estómago está lleno y los nutrientes llegan al intestino delgado, donde se completa la digestión iniciada en el estómago, parte la señal de saciedad desde el nervio vago que nos lleva a dejar de comer. Esta sensación durará hasta que se absorban todos los nutrientes, tras lo cual el circuito se reiniciará.

El intervalo entre los momentos de hambre y los de saciedad varía en cada persona, pero depende del correcto funcionamiento de este ciclo en nuestro organismo: cuanto más estrecho es el intervalo, más significa que el mecanismo no funciona bien.

El apetito está regulado por dos centros o núcleos cerebrales:

- El núcleo lateral, del hambre.
- El núcleo ventromedial, de la saciedad.

Su descubrimiento es muy reciente y se remonta aproximadamente a la década de 1950. Sin embargo, ya a finales del siglo XIX los científicos comenzaron a comprender que algunos casos de obesidad mórbida estaban relacionados con lesiones en los centros nerviosos. En particular, se destacó que ciertos tipos de tumores, como el craneofaringioma, se asociaban a aumentos de peso importantes y muy rápidos (incluso 20 kilos en dos meses). Aún hoy, el aumento de peso significativo en pacientes con esta patología sigue siendo uno de los problemas clínicos más difíciles de solucionar.

Los dos centros del apetito están situados en el hipotálamo y colaboran entre sí, dejándose influenciar por lo que sucede en el resto del organismo:

- Cuando los niveles de azúcar en sangre bajan y el estómago está vacío, el estímulo llega al núcleo lateral para empujarnos a comer.
- Cuando el estómago se llena y el azúcar en sangre aumenta, el estímulo llega al núcleo ventromedial para saciar el apetito.
- La información que llega a los dos centros se proyecta a un tercer núcleo, llamado «núcleo arqueado», que envía las órdenes.

El núcleo arqueado se sitúa en una zona más profunda del cerebro, en el hipotálamo mediobasal. Por tanto, recibe señales de los núcleos lateral y ventromedial, pero también de manera directa del nervio vago.

Estímulos orexigénicos y anorexigénicos

En el núcleo arqueado existen dos tipos de poblaciones de neuronas:

- Orexigénicos, que estimulan el hambre.
- Anorexigénicos, que quitan el hambre.

Todos los inputs y órdenes se manifiestan mediante la acción de hormonas, pero también de neurotransmisores y neuropéptidos, es decir, sustancias químicas a través de las cuales se comunican las neuronas: también son sustancias de naturaleza hormonal, que actúan como hormonas a pesar de no tener un receptor específico.

Las neuronas orexigénicas y anorexigénicas también reciben señales de hormonas producidas en la periferia, particularmente en el intestino, el estómago y el tejido adiposo.

Una hormona del hambre muy poderosa es la grelina. Cuando se produce, sentimos la típica sensación de que se nos hace la boca agua y enseguida comenzamos a comer; muchas veces eso también está condicionado por nuestro estado emocional: de hecho, la grelina también actúa sobre la amígdala, la parte del cerebro que gestiona las emociones y, por tanto, asocia determinados alimentos a las sensaciones, preservando su memoria.

Los niveles de grelina alcanzan su punto máximo aproximadamente media hora antes de la comida habitual y luego disminuyen a medida que comemos.

Sin embargo, si nos levantamos de la mesa, se lo debemos a una maraña de sustancias, entre ellas la leptina, que en el laboratorio se ha ganado el nombre de «hormona de la saciedad». Activa directamente las neuronas que suprimen el hambre y provoca una reducción inmediata del consumo de alimentos.

La grelina y la leptina se compensan mutuamente al regular la ingesta de alimentos en una especie de ballet conocido como *ghrelin-leptin tango*.

Por tanto, el intestino, por lo general definido como el segundo cerebro, se comporta en este caso como un primer cerebro, porque es justo aquí donde se originan las señales que, a través del nervio vago, reducen la síntesis de hormonas orexigénicas, impidiendo así comer de manera indiscriminada.

Por último, considerando que muchas especies de animales inferiores, como los gusanos, tienen tracto digestivo pero no cerebro, quizá el intestino desde un punto de vista filogenético debería considerarse realmente el primer cerebro.

El placer de comer

La comida es, sin duda, una fuente de placer y, por ello, el mecanismo del hambre implica también una esfera psicológica y emocional muy amplia, que no puede pasarse por alto. Existe una zona del cerebro, la del sistema límbico, encargada de regular las sensaciones de satisfacción y gratificación que aporta la comida.

Entre los neurotransmisores, uno de los más famosos es la serotonina, conocida como la «hormona de la felicidad», porque su principal efecto es promover el buen humor. En realidad, también es muy importante para perder peso, ya que da una señal temprana de sensación de saciedad, con estas ventajas:

- Reduce el deseo y la cantidad de alimentos consumidos, especialmente los carbohidratos.
- Aumenta la posibilidad de espaciar las comidas.

Sin embargo, hay que saber que existe un vínculo muy fuerte entre la serotonina y la insulina, ya que la primera favorece la liberación de la segunda. ¿Las consecuencias? Si la cena es muy abundante, la liberación de insulina será excesiva y provocará que se deposite grasa durante la noche. Ésta es una de las razones por las que deberíamos intentar que la cena sea más ligera.

Cuando ingerimos carbohidratos con un índice glucémico alto, nuestros niveles de azúcar en sangre aumentan y producimos inmediatamente insulina, con el consiguiente incremento transitorio de serotonina. Este fenómeno provoca una sensación inmediata de bienestar que, por desgracia, se desvanece enseguida. De hecho, la insulina hará que la glucosa entre en las células y provocará una caída del azúcar en sangre y generará de nuevo el deseo de azúcar. Un círculo vicioso, similar a una adicción real (*sugar craving*), destinado inevitablemente a conducir al aumento de peso con el tiempo.

En los mecanismos del placer destaca el sistema de recompensa: cuando realizo una acción que me produce placer, el cerebro me recompensa con sensaciones de bienestar (generadas por las hormonas) y me empuja a repetir la acción. El sistema también se llama «dopaminérgico» y toma su nombre del neurotransmisor que afecta al estado de ánimo. Precisamente la dopamina tiene la función de codificar las señales de gratificación ligadas a los alimentos que provienen de la periferia del organismo.

Este neurotransmisor tiene receptores en todas las células, y su deficiencia o mal funcionamiento se asocia a menudo con formas de adicción (al alcohol, a la nicotina, a los cannabinoides). Además, en las personas obesas, el nivel de dopamina es por lo general bajo, pero se trata de un fenómeno aún en estudio: no se sabe si es el aumento de peso lo que provoca el colapso de la dopamina o si se trata de una reducción del sistema dopaminérgico lo que fomenta los kilos de más. En la zona del cerebro donde se encuentra el núcleo arqueado, las funciones más importantes las lleva a cabo el sistema cannabinoide, producido dentro de las células neuronales (endocannabinoides).

Este sistema interactúa con ambas señales, la del hambre y la de saciedad (hasta el punto de que quienes consumen con frecuencia cannabis y derivados de la marihuana, que tienen receptores específicos en esta zona, tienen lo que se llama «hambre química»), pero también afecta al metabolismo de los ácidos grasos y su síntesis realizada por el hígado, a la utilización de los azúcares por los músculos y de las grasas por el tejido adiposo.

Es un sistema generalizado muy importante para nuestra salud, incluso en la respuesta al estrés, y una deficiencia en la producción de endocannabinoides se asocia a la depresión. Por otro lado, su hiperactividad acompaña a los trastornos metabólicos y alimentarios y contribuye al desarrollo de obesidad abdominal, la dislipidemia y la hiperglucemia.

El cortocircuito de las emociones

En conclusión, el circuito hambre-saciedad está regulado por muchas hormonas y neurotransmisores. Por tanto, es fácil comprender cómo es posible que en algunos períodos nuestro apetito sea muy fuerte mientras que en otros esté más mitigado: el estrés, el malestar, las carencias emocionales, los duelos interfieren poderosamente en este circuito, estimulando a una u otra parte a que prevalezca. Saber cómo funciona nos permite ejercer un control desde el exterior cuando las señales que nos llegan no se corresponden con nuestras verdaderas necesidades.

En particular, si tenemos aumento de peso y la señal es seguir comiendo, está bastante claro que nuestra sensación de saciedad es deficiente y debemos regularla de manera activa reduciendo la cantidad de comida, haciendo más ejercicio físico y cambiando esos hábitos de vida que nos han llevado al cortocircuito que puede hacer que enfermemos.

3

Los carbohidratos

Cómo incluirlos en los menús

Si hay un tema debatido en materia de dietas es el de los carbohidratos, demonizados por quienes quieren adelgazar, codiciados por todos los italianos que adoran la pasta y el pan. Como siempre, es la ciencia –y, en particular, la endocrinología– la que viene al rescate para explicar cómo son las cosas.

¿Simples o complejos?

Como muchos saben, la función principal de los carbohidratos es proporcionar energía a nuestro organismo: en primer lugar, para el metabolismo celular, permitiendo el funcionamiento de todos los órganos, y luego constituyendo una reserva para utilizarla cuando sea necesario. No es un papel en absoluto nimio.

Los carbohidratos aportan aproximadamente 4 calorías por gramo: desde 3,75 de la glucosa hasta 4 del almidón. De estos, aproximadamente el 10 por 100 es utilizado por el organismo para transformar los alimentos, es decir, en los procesos de digestión y absorción.

La segunda tarea es la de almacenamiento, a través del glucógeno, que el organismo utiliza cuando no puede obtener energía de los alimentos. La reserva que se acumula en el hígado, el glucógeno hepático, representa el suministro de glucosa necesaria durante veinticuatro horas, la cual debe entrar en el torrente sanguíneo para ser utilizada. Luego hay otro, «almacenado» en los músculos, el glucógeno muscular, que se usa directamente cuando nos movemos, hacemos ejercicio, para desarrollar energía inmediata.

Escribí que estamos hechos de agua, pero también estamos compuestos materialmente de carbohidratos. En nuestro organismo son parte integral del cartílago, forman parte de las glicoproteínas (azúcares asociados a las proteínas), que brindan resistencia y, al mismo tiempo, mantienen la elasticidad necesaria para permitir los movimientos articulares. Los carbohidratos sostienen la estructura de todos los seres vivos: en las plantas esta función la realiza la celulosa, mientras que en el exoesqueleto de los invertebrados, incluidos insectos y artrópodos (cangrejos, langostas y gambas), la lleva a cabo la quitina.

Una última curiosidad: los carbohidratos funcionan como receptores, en el sentido de que activan diversas reacciones biológicas. En la fecundación, por ejemplo, determinan el reconocimiento del espermatozoide en el óvulo.

Las fases de la digestión

Los carbohidratos de cualquier tipo deben descomponerse en monosacáridos para ser liberados en la sangre y realizar sus funciones. La primera fase digestiva tiene lugar en la boca: la saliva, que aumenta cuando empezamos a comer, contiene una enzima, la amilasa o ptialina, que tiene la función de descomponer el almidón de los carbohidratos en partes más pequeñas (oligosacáridos).

Otra enzima, la amilasa pancreática, interviene en el intestino y descompone aún más los carbohidratos. En esta fase juegan un papel decisivo los enterocitos, células que recubren nuestro intestino, dotadas del llamado borde en cepillo, en el que se encuentran unas enzimas específicas, las disacaridasas, que tienen la tarea de descomponer la parte compleja de los azúcares y liberar glucosa, fructosa y galactosa. Una vez reducidos a monosacáridos, los carbohidratos son arrastrados a la sangre gracias a las moléculas de transporte presentes en las células intestinales.

Aquí es donde la insulina entra en escena. Cuando absorbemos azúcares, el páncreas los libera inmediatamente, porque la hormona tiene la tarea de dejar entrar la glucosa a las células, dándole a nuestro cuerpo la energía que necesita. En el interior de las células, en el proceso metabólico llamado «glucólisis», la energía se obtiene de la glucosa a través del ciclo de Krebs.

La cantidad que no empleamos en las células se transforma en glucógeno en el hígado y en los músculos, como reserva de emergencia. Pero si esas reservas están llenas, los carbohidratos se almacenan como ácidos grasos en el tejido adiposo.

Tenemos, por tanto, una primera cuestión de cantidad: si comemos demasiados hidratos de carbono, tendremos un aumento de grasa. También tenemos un problema de sincronización: cuanto más rápida sea la absorción intestinal de los azúcares, más glucosa terminará en la sangre y menos podrán deshacerse de ella las células.

Hay tres factores en función de los cuales varía la asimilación. La primera es la velocidad con la que vaciamos el estómago, que a su vez depende del volumen y contenido calórico de la comida, de la velocidad con la que comemos y de la propia acidez del estómago. El tiempo de masticación tiene algo que ver, porque es en la boca donde se produce la primera digestión de los carbohidratos a través de la saliva. Por último, la estructura de los hidratos de carbono, y si van o no acompañados de grasas, proteínas y fibra, es fundamental.

Me centraré en este último punto especificando que los carbohidratos se dividen en dos categorías.

1. Los carbohidratos simples, comúnmente llamados azúcares, tienen una estructura corta y el organismo los absorbe más rápidamente. Se trata de monosacáridos como la glucosa, la fructosa y la galactosa: los encontramos en las frutas, la leche, el yogur, la miel, el azúcar común, las bebidas azucaradas y los dulces en general.

2. La segunda categoría incluye los disacáridos (lactosa, maltosa y sacarosa) y los polisacáridos (almidones). Los hidratos de carbono complejos, que requieren más tiempo para entrar en la circulación, están en los cereales y sus derivados (pasta, pan, espelta, arroz, cebada, maíz), legumbres (judías, garbanzos, lentejas) y tubérculos (patatas).

No es lo mismo comer una ración normal de pasta aliñada con aceite y un ragú de guisantes y verduras en el almuerzo que tomar un vaso de Coca-Cola a media tarde, cuyos azúcares acabarán en circulación mucho más rápidamente.

La importancia de la fibra

Cuanto más simples son los carbohidratos, más aumenta la liberación de algunas hormonas. Es decir, que la respuesta hormonal varía en función del tipo de azúcares que introducimos en el organismo, pero también de la presencia o ausencia de fibra en nuestra dieta.

De hecho, la fibra desempeña un papel de modulador importante en el control del azúcar en sangre, ya que regula la absorción de azúcares y ácidos grasos. Por eso es fundamental favorecer los carbohidratos complejos frente a los simples y asociarlos con fibra y proteínas en el plato.

Además, es bueno prestar atención a las fuentes de carbohidratos: también contienen fibra, que es importante para la digestión y el control del peso. Aquí se muestran unos ejemplos:

- Si hablamos de verduras (como, por ejemplo, alcachofas, espárragos, cebollas, puerros), tendremos como fibra asociada la inulina.
- En los cereales integrales tendremos arabinoxilanos.
- Si la fuente es a base de almidón, la fibra será resistente al almidón.
- En frutas y legumbres encontraremos pectina.
- Betaglucanos en cebada y avena.

Esta fibra favorece la liberación de GLP-1, que ayuda a inducir la saciedad, y nutre selectivamente la microbiota intestinal, es decir, buena parte de la inmensa colonia de bacterias que albergamos en nuestro interior. En consecuencia, las bacterias aliadas a nuestra salud producirán, como residuos de fermentación, fibra, ácidos grasos de cadena corta, esenciales para las paredes intestinales, y otras sustancias, como algunos tipos de vitaminas. No solo eso. La presencia de fibra llena el estómago más rápidamente y reduce el nivel de grelina, saciando el hambre. Al mismo tiempo, disminuye el pico glucémico y, por tanto, la liberación de insulina, porque los carbohidratos se absorben más lentamente.

Un azúcar no es tan bueno como otro

Sin duda, los hidratos de carbono más saludables son los que contienen fibra vegetal, mientras que los azúcares libres se absorben más rápidamente al no tener fibra en su interior, provocando mayores picos de insulina y, por tanto, se consideran más nocivos para la salud. Por este motivo podemos clasificar los carbohidratos en glucémicos y no glucémicos.

Entre los glucémicos, que elevan considerablemente los niveles de azúcar en sangre, tenemos los azúcares simples (glucosa, galactosa, fructosa) presentes en las preparaciones dulces y en ciertos tipos de frutas (¡en especial las de verano!), que se metabolizan en gran medida en el hígado.

Luego están aquellos que son un poco más complejos, pero que aun así elevan los niveles de azúcar en sangre: el almidón y los maltooligosacáridos, caracterizados por una rápida liberación de glucosa (como la avena, el arroz, las patatas y los plátanos).

Los carbohidratos no glucémicos, por el contrario, no provocan aumentos excesivos de azúcar en sangre: son polisacáridos sin almidón, oligosacáridos resistentes no digeribles (como la inulina), oligosacáridos de leguminosas, almidón resistente y polialcoholes (presentes en guisantes secos, leche perlada de cebada, moras, lentejas verdes, hummus, harina de soja, leche desnatada, leche entera en polvo, leche de avena, leche de soja, leche de almendras, ricotta, pasta de trigo duro y quinoa).

El índice glucémico. Con el mismo contenido en carbohidratos disponibles, la ingestión de alimentos puede inducir diferentes respuestas en función del índice glucémico, que indica la velocidad con la que aumentan los niveles de azúcar en sangre después de ingerir un determinado alimento. La referencia es la glucosa pura, que tiene el índice glucémico más alto, igual a 100. Todos los demás alimentos se comparan con este parámetro: se considera que tienen un índice glucémico alto si el valor es superior a 70, medio si está entre 51 y 69, y bajo si es inferior o igual a 50.

El índice glucémico de los alimentos
Esta tabla enumera los alimentos que llevamos a la mesa todos los días, divididos según su IG (bajo, medio o alto). Es útil consultarlo antes de fijar una dieta, especialmente si hay casos de diabetes en la familia.

IG alto		IG medio		IG bajo	
Glucosa	100	Palitos de pan	69	Arroz integral	50
Patatas hervidas	96	Ñoquis de patata	68	Galletas saladas	49
Arroz brillante	89	Piña	66	Mermelada de naranja	48
Arroz inflado	87	Cuscús	65	Pasta al huevo	46
Copos de maíz	81	Melón	65	Zumo de naranja	46
Pizza	80	Calabaza	64	Uvas blancas	46
Pan integral	74	Galletas secas	61	Mandarinas	43
Pan blanco	72	Kiwis	58	Fresas	40
Sandía	72	Espaguetis	58	Manzanas	39
Pan con aceite	72	Arroz basmati	58	Arroz precocinado	38
Palomitas de maíz	72	Chips de bolsa	54	Judías	37
Plátano	70	Guisantes	54	Garbanzos	36
				Zanahorias	35
				Albaricoques	34
				Naranjas	33
				Lentejas	29
				Cerezas	22
				Yogur	19

Fuente: Foster Powell (2008)

La mayoría de los alimentos ricos en fibra son de bajo índice glucémico, pero ten cuidado: no todos los alimentos de índice glucémico medio o bajo contienen fibra. Basta pensar, por ejemplo, en la pasta refinada de sémola de trigo duro, que también tiene un componente proteico, y es precisamente ese índice, junto con el específico proceso industrial de elaboración de la pasta, el que reduce el índice glucémico.

Sin embargo, si condimentamos la pasta con patatas, el índice aumentará debido a la presencia de almidón.

La carga glucémica. El índice glucémico es un parámetro muy importante, pero tiene un límite objetivo: solo tiene en cuenta la calidad de los hidratos de carbono que ingerimos, aunque sabemos que la respuesta glucémica del organismo también está influenciada por su cantidad.

Por tanto, hay que tener en cuenta otro parámetro fundamental que es la carga glucémica (CG): define no solo la cantidad de carbohidratos ingeridos, sino también la cantidad multiplicada por el índice glucémico.

En la práctica nos indica cuánto eleva el alimento los niveles de azúcar en sangre en función de la cantidad que hemos introducido en nuestro organismo.

Cuando preparo una dieta para uno de mis pacientes, la carga glucémica es un factor determinante a la hora de fijar el programa nutricional.

Para encontrarlo, multiplica la cantidad de carbohidratos disponibles en 100 gramos de alimento por su índice glucémico dividido por 100 (expresado en equivalentes de glucosa/100 gramos de producto). Para estimar la carga global de una dieta, se suman los valores de carga individuales de las porciones de alimento consumidas durante las comidas.

Aquí está la fórmula:

CG = IG x cantidad de producto en gramos: 100

Intentemos calcular la carga glucémica de una ración de espaguetis y un plato de judías.

CG de una ración de espagueti (80 gramos): 58 (IG) x 80 g: 100 = 46,4

CG de una ración de judías (50 gramos): 37 (IG) x 50 g: 100 = 18,5

Se considera carga glucémica baja si es inferior a 10; media, entre 10 y 20; y alta si supera 20.

Así, en resumen, el índice glucémico clasifica los carbohidratos en función de su respuesta inmediata sobre el azúcar en sangre, mientras que la carga glucémica ayuda a predecir la respuesta glucémica a una determinada cantidad de alimentos que contienen carbohidratos: por lo tanto, a la calidad se le suma la cantidad.

La respuesta glucémica

También hay otros elementos a considerar en la digestión de los carbohidratos y la respuesta glucémica.

— *La forma física:* este aspecto también afecta la accesibilidad a las enzimas digestivas. Dependiendo de la estructura de un alimento, la capacidad del organismo para digerirlo varía.
— *La composición del almidón contenido en los alimentos:* en particular, la relación entre amilosa y amilopectina. Si prevalece la primera, los alimentos se digieren más lenta-

mente; si prevalece la segunda, la digestión es más rápida y los niveles de azúcar en sangre aumentarán antes (la proporción es 1:3).

— *El método de cocción:* por ejemplo, al cocinar la pasta durante mucho tiempo, el almidón se vuelve soluble en agua, sus gránulos se hinchan y se relajan, haciendo que pierda su estructura cristalina. Mediante esta gelatinización, el almidón es más digerible y las enzimas digestivas pueden realizar mejor su función. Entonces, cuanto más cocida esté la pasta, mayores serán los niveles de azúcar en sangre.

— *El grado de madurez:* en los alimentos maduros, el índice glucémico es mayor, debido a la mayor concentración de azúcares. Tomemos como ejemplo un plátano: si no está maduro tiene un IG de 45, pero cuando está maduro sube a 60.

— *Inhibidores de amilasa y sacarosa:* podemos considerarlos como antinutrientes, ya que inhiben la acción de las enzimas digestivas, reduciendo la velocidad de digestión y absorción de glucosa a nivel intestinal. En la práctica existen alimentos que por sí solos reducen la capacidad de ser digeridos. Muchos son de origen vegetal y se utilizan en dietas para diabéticos: mango, aguacate, kéfir, jengibre.

— *Fibra:* su presencia o ausencia en los alimentos actúa sobre la microbiota intestinal, con efectos decisivos en la regulación del hambre, la reducción del tejido adiposo, el metabolismo de grasas y azúcares y la reducción de la inflamación.

— *La proporción de proteínas y grasas en un alimento que contiene hidratos de carbono:* estimula la liberación de insulina, ralentizando el tránsito en el estómago y reduciendo la digestión de los almidones. Por eso es importante combinar también los hidratos de carbono con grasas y proteínas: esto ocurre de manera natural en la dieta mediterránea, por ejemplo, cuando añadimos aceite (grasa vegetal) a la pasta para condimentar y a las legumbres (ración proteica pero también fibra). Esta combinación es ganadora, ya que ayuda a mantener los niveles de azúcar en sangre dentro del rango normal.

— *La viscosidad de la comida:* depende de su preparación, y cuanto más alta es, más lento es el vaciado del estómago, mientras que cuanto más baja es, más rápido es el vaciado y antes vuelve el hambre.

Está claro que la calidad y cantidad de carbohidratos tienen efectos diferentes sobre la secreción hormonal. Dependiendo del tipo de hidratos de carbono, es decir, del índice y de la carga glucémica de la comida, entran en juego diversas hormonas que en el trayecto estómago-intestino, y también gracias a la ayuda de la microbiota intestinal, consiguen mantener el equilibrio del azúcar en sangre.

Los efectos sobre la salud. Está científicamente demostrado: cuantos más picos de glucemia haya en nuestros hábitos alimentarios, mayores serán los riesgos de padecer una serie de enfermedades. Hablando de datos, existe una relación con los eventos cardiovasculares reconocida históricamente desde hace más de setenta años (Nurses' Health Study, 1984-1994): el riesgo es directamente proporcional al índice glucémico y a la carga. La asociación con la diabetes tipo 2 también es muy fuerte: existe un 20 por 100 más de riesgo de enfermar si se come en exceso alimentos con un índice glucémico alto.

Conclusiones

Los carbohidratos son, sin duda, la mejor forma de energía, especialmente para los deportistas, porque los músculos los utilizan muy rápidamente. Quienes son sedentarios deben prestar atención a los alimentos que tienen una carga glucémica elevada.

Por ello, es válida la estrategia de incluir carbohidratos mezclados con proteínas, grasas y fibra en la comida, de manera que se reduzca la absorción. Esto le dará al intestino la oportunidad de asimilar los alimentos lentamente, con un pico de azúcar en sangre más bajo y una respuesta de insulina más baja.

4

Las proteínas

*Un estímulo para las hormonas
anorexigénicas*

En el aula llamo la atención de mis alumnos en cuanto les presento explicaciones sobre las proteínas con esta frase: «Cuando las comemos, producimos hormonas que quitan el hambre».

En este capítulo explicaré por qué, pero primero conviene afirmar que nunca podríamos renunciar a las proteínas: se convierten en las piezas que construyen nuestro cuerpo, en las enzimas que nos hacen digerir, en las hormonas mismas. Su nombre deriva del griego *protos*, que significa «primario», lo que indica que cada una de nuestras células tiene una matriz proteica.

Imaginemos las proteínas como pequeñas casas, construidas a base de muchos ladrillos, aminoácidos, y cementadas por enlaces específicos, enlaces peptídicos.

En nuestro organismo están en continuo movimiento: es decir, están sometidas a un constante proceso de destrucción y reforma, llamado «recambio proteico». La cantidad de aminoácidos que se degradan ronda los 3040 gramos al día. Por eso es necesario incluir constantemente proteínas en la dieta, para sustituir las proteínas destruidas por proteínas nuevas. Esta cuota, definida como cuota proteica de desgaste, debe introducirse todos los días y representa de manera aproximada entre un 12 por 100 y un 15 por 100 de la masa corporal. Por eso las proteínas se definen como funcionales. No tenemos reservas de proteínas.

Los aminoácidos. Hay veinte aminoácidos, pero entre estos hay nueve, llamados «esenciales», que no podemos sintetizar, por lo que necesariamente debemos obtenerlos del exterior a través de los alimentos. Estos son: leucina, isoleucina, valina, lisina, metionina, treonina, fenilalanina, triptófano, histidina.

Los ladrillos de nuestro cuerpo

Las proteínas no sólo tienen que ver con la fuerza muscular, sino que son parte integral de nuestro sistema inmunológico (por lo tanto, defensas contra las enfermedades), intervienen en la coagulación de la sangre y son custodios del código genético. Se pueden distinguir en diferentes tipos, cada uno con distintas funciones: enzimas, de transporte, contráctiles, estructurales, de defensa y reguladoras.

- *Las enzimas:* son catalizadoras, sustancias que promueven o aceleran reacciones químicas dentro del organismo.
- *De transporte:* son las proteínas que permiten el paso de algunas sustancias a través de las membranas celulares o transfieren las propias sustancias uniéndose a ellas. Un ejemplo emblemático es la hemoglobina, una proteína plasmática que transporta oxígeno en la sangre.
- *Contráctiles:* al igual que la actina y la miosina, gobiernan la contracción y relajación de los músculos.
- *Estructurales:* son proteínas fibrosas, componentes esenciales de los tejidos conectivos (es el caso del colágeno y la elastina) o de otras estructuras como el cabello y las uñas (queratina).
- *De defensa:* las inmunoglobulinas, lo que comúnmente conocemos como anticuerpos, tienen la función de proteger nuestro organismo de virus y bacterias.
- *Reguladoras:* actúan como mediadoras en procesos celulares con función de mensajeras. Las hormonas son parte de esta categoría).

Luego tenemos otras tres, que son condicionalmente esenciales, es decir, que nuestro organismo genera a partir de otros aminoácidos esenciales: la arginina, que es importante para mantener la saciedad; la cisteína, que es uno de los aminoácidos que se unen al azufre; y la tirosina, con las cuales se forman las hormonas tiroideas.

Las fuentes. Podemos encontrar aminoácidos en abundancia en fuentes animales y en algunos alimentos de origen vegetal (por orden alfabético):

- Carne.
- Cereales.
- Huevo.
- Leche y derivados.
- Legumbres.
- Nueces secas.
- Pescados.
- Semillas oleaginosas.

No confundas proteínas y bistecs. La carne es una fuente de proteínas, pero no la única, y puedes prescindir de ella. El plan de la leptina que propongo en el capítulo 10, de base predominantemente vegetal, está bien equilibrado variando las fuentes. Legumbres, cereales, semillas y frutos secos, juntos, pueden aportar todos los aminoácidos que necesitamos.

Normalmente se absorbe el 92 por 100 de las proteínas introducidas en la dieta: el 98 por 100 de las animales, el 78 por 100 de las vegetales. Este hecho lo deben tener en cuenta las personas que adoptan una dieta vegana, es decir, sin ningún tipo de fuentes animales.

Las fases de la digestión. Al igual que ocurre con los carbohidratos, la digestión de las proteínas también comienza en la boca con la saliva, pero la mayoría se destruye y descompone en componentes más pequeños en el estómago, gracias a la acción de los jugos gástricos, que rompen los enlaces entre los distintos aminoácidos. Serán absorbidos por la primera sección del intestino (duodeno y yeyuno), pero sobre todo por el íleon con la ayuda de las células presentes en el borde en cepillo.

Así pues, en el intestino se completa la digestión de las proteínas que, reducidas a pequeños trozos, son captadas por otras proteínas, llamadas «transportadoras» (*carrier*), y conducidas al hígado, donde se sintetizan otras proteínas completamente nuevas. Por último, una pequeña cantidad se elimina por las heces.

Aportación calórica. La oxidación de un gramo de proteínas produce aproximadamente 5,65 calorías, pero como el organismo no es capaz de utilizar el nitrógeno que contienen, al final su poder energético es similar al de los carbohidratos, es decir, 4 calorías por gramo.

Comienzan las señales de saciedad

Como comenté al principio del capítulo, las proteínas inducen la secreción de hormonas anorexigénicas. Para entender cómo se comportan estas hormonas que suprimen el hambre, me remito a un estudio internacional del Instituto Nacional de Salud de 2013, que demostró cómo las comidas dominadas por proteínas inducen una mayor saciedad que las ricas en grasas y carbohidratos.

Hormonas proteicas

Hay hormonas de naturaleza proteica. Algunas están formadas por unos pocos aminoácidos, en torno a ocho o nueve, como la oxitocina, que hace que el útero se contraiga durante el esfuerzo del parto, o también los vasos cuando hay que aumentar la presión arterial, o la vasopresina, que hace que retengamos líquido cuando nos estamos deshidratando.

Otras hormonas, en cambio, se componen de aminoácidos más numerosos, hasta 190 o 191: entre ellos, la hormona del crecimiento, GH, o la prolactina, que sirven para el desarrollo de todo el organismo. Y finalmente tenemos hormonas grandes, con múltiples componentes proteicos, unidos también por algunos oligoelementos como el azufre: la insulina, por ejemplo.

Ocho voluntarios sanos recibieron un desayuno que contenía un 60 por 100 de proteínas, grasas o carbohidratos. Así, el desayuno les aportaba a todos la misma energía, pero prevalecía un nutriente sobre los demás. Se extrajo sangre cada media hora durante cuatro horas y luego se midió la ingesta de energía en una comida libre posterior. ¿Qué se observó cuando medimos las hormonas producidas durante la digestión?

La grelina, la hormona del hambre, se redujo con los tres desayunos.

Los niveles de péptido YY inductor de saciedad fueron más altos después del desayuno dominado por proteínas y se mantuvieron más altos incluso después de cuatro horas.

El GLP-1, una hormona anorexigénica, también aumentó después del desayuno rico en proteínas y se mantuvo constante dos horas después.

Esto explica lo que ya se había observado en otros estudios, es decir, que una comida proteica prolonga la sensación de saciedad.

Centrarse en la arginina y la leucina

Hay aminoácidos que tienen un impacto directo sobre el hambre, como se ha demostrado en los estudios, y, por tanto, teóricamente, sobre la reducción de peso.

Uno de los componentes estratégicos de las proteínas es la arginina: es importante porque estimula la acción de la hormona del crecimiento, GH, que incluso en organismos adultos tiene la tarea de reducir el depósito de grasa en el cuerpo y tiene una función lipolítica, es decir, disolver grasas y tejido adiposo, sintetizando proteínas. Un plato rico en proteínas que contiene el aminoácido arginina, por tanto, no sólo estimula la saciedad, aumentando las hormonas anorexigénicas, sino que también reduce la demanda energética, aportando al organismo una sensación de fuerza.

Son alimentos ricos en arginina:

- Las semillas oleaginosas (como de girasol o de calabaza).
- Los frutos secos (como avellanas, almendras y cacahuetes, entre otros).

- Las legumbres (especialmente garbanzos, habas y lentejas).
- La carne.
- El pescado.
- Los huevos.

Otro mecanismo importante se refiere a la actividad de un mediador de la respuesta biológica llamado mTOR (*Mechanistic Target of Rapamycin*), que tiene un papel clave en la regulación del equilibrio energético y del peso; entre otras cosas, disminuye la sensación de apetito. También es estimulado por un aminoácido en particular, la leucina. En estudios realizados en ratones, el efecto se observó en algunas regiones del hipotálamo donde se controla el hambre y la saciedad: al administrar directamente el aminoácido leucina a nivel hipotalámico, se activa el receptor mTOR, que inhibe la ingesta de alimentos y reduce el peso corporal.

Los alimentos ricos en leucina, imprescindible para activar el sistema mTOR, son, por orden alfabético:

- Cacahuetes.
- Carne.
- Garbanzos.
- Huevos.
- Judías.
- Leche de vaca.
- Lentejas.
- Maíz.
- Pescado.
- Soja.

El aminoácido
del buen humor

Para mantenerse en forma, el estado de ánimo es importante. Debes saber que existe un aminoácido esencial con el que podemos construir días y noches más tranquilos: el triptófano. La sustancia es necesaria para producir dos hormonas que inducen la relajación y el buen humor: la melatonina, que regula el ritmo sueño-vigilia, y la serotonina, conocida como el neurotransmisor de la felicidad.

El triptófano se encuentra principalmente en estos alimentos (en orden alfabético):

- Carnes blancas y rojas.
- Cereales integrales (como avena, arroz o trigo).
- Chocolate.
- Crustáceos.
- Dátiles.
- Frutos secos (como avellanas, cacahuetes, almendras).
- Legumbres (desde judías hasta derivados de la soja como el tofu).
- Huevos.
- Mango.
- Pescado.
- Plátanos.
- Semillas de girasol, sésamo y calabaza.

Algunos estudios revelan que la concentración de este aminoácido en sangre se reduce en las personas mayores, por lo que hay que tener cuidado con los déficits, especialmente a partir de los sesenta y cinco años.

El triptófano puede llegar más fácilmente al cerebro si al mismo tiempo se consumen alimentos con carbohidratos. Pan y leche, por ejemplo, o sopa de judías y fruta.

¿Cuánta proteína necesitamos?

Un individuo adulto necesita aproximadamente un gramo de proteína por kilo al día, que puede variar de 0,8 a 1,2 si lleva un estilo de vida muy sedentario o más activo.

En la adolescencia la dosis asciende hasta los 1,5 gramos, y en los deportistas llega incluso a los 2 gramos. Finalmente, en mujeres embarazadas hay que añadir un 20 por 100 extra.

Para tener una idea de cómo orientarse sobre las cantidades en la mesa según la dieta mediterránea, conviene conocer las indicaciones recomendadas por la Organización Mundial de la Salud (OMS). El peso y las raciones estándar están formulados, a modo de ejemplo, para un adulto omnívoro, en buenas condiciones de salud, con una dieta de 2000 calorías (adecuada para una mujer sana que practica una actividad deportiva moderada y para un hombre con una dieta sedentaria). De forma rotatoria, a lo largo de la semana, puedes alternar este número de raciones:

- Al menos tres de legumbres (ración de 150 gramos si son frescas, enlatadas o congeladas, equivalente a medio plato; ración de 50 gramos si son secas, equivalente a tres o cuatro cucharadas medianas).
- Un par de pescados o mariscos (ración de 150 gramos si es fresco o congelado, equivalente a un pescado pequeño, un filete mediano, tres gambones, veinte gambas, veinti-

cinco mejillones; ración de 50 gramos si están en conserva, preferiblemente no más de una vez por semana, equivalente a una lata pequeña de caballa).

- Tres huevos (raciones de un huevo), excepto los incluidos en las preparaciones.
- No más de tres porciones de queso, que no se deben agregar a ninguna ración diaria de leche (ración de 100 gramos de quesos con un contenido en grasa hasta el 25 por 100, como ricotta, mozzarella, stracchino, provola, camembert, feta, caciottina; raciones de 50 gramos de quesos con más del 25 por 100 de grasa, como gorgonzola, caciotta, gruyer, parmesano, queso de cabra, queso pecorino si está maduro).
- Un par de raciones de 100 gramos de carne blanca, es decir, pollo, pavo o conejo (equivalente a una loncha de pechuga de pavo o un muslo pequeño de pollo) y no más de una ración de 100 gramos de carne roja (equivalente a un filete pequeño, una hamburguesa, cuatro o cinco trozos de guiso).

Durante los períodos de dieta hipocalórica, estas proporciones pueden variar. También varían para quienes siguen una dieta pescatariana o vegana y para quienes tienen problemas de salud particulares.

Conclusiones

Las proteínas son elementos esenciales para el desarrollo, crecimiento y bienestar de nuestro organismo, por lo que en la proporción adecuada nunca deben olvidarse cuando nos sentamos a la mesa. Las proteínas, al favorecer la liberación de las hormonas de la saciedad, GLP-1 y el péptido YY, ayudan a:

- Regular mejor la ingesta de alimentos.
- Comer menos.
- Lograr saciedad a largo plazo.
- Mantener el nivel de azúcar en sangre bajo control.
- Reducir el peso.

5

Las grasas

La vía para saciarse antes

Cuando algunos pacientes a dieta me preguntan si les vendría bien comer la ensalada sin condimentar, mi invitación es que añadan un chorrito de aceite, porque las grasas son necesarias para mantenerse en forma.

Pensar en eliminarlas es un ataque a la salud. Los lípidos son componentes estructurales de la membrana de las células, en particular de las células nerviosas y de las neuronas. Nuestro cerebro está compuesto en un 60 por 100 de grasa.

En mi experiencia clínica, he advertido que las personas obsesionadas con limitar las grasas con el fin de perder peso tienden a consumir demasiado azúcar o sal.

Por qué son importantes

Las funciones de las grasas son múltiples. Algunos tipos sirven para absorber vitaminas liposolubles: A, D, E y K. Otros ayudan a que el corazón y los vasos sanguíneos se mantengan en forma. Otros más, como el colesterol, son precursores de hormonas muy importantes, las llamadas «hormonas esteroides», que incluyen:

- Los estrógenos, las hormonas impulsoras de la mujer.
- La progesterona, sin la cual el embarazo no sería posible.
- La testosterona, la hormona impulsora del hombre.
- El cortisol, que nos hace responder a cualquier forma de estrés, incluida una fiebre repentina o una infección.
- La aldosterona, producida por las glándulas suprarrenales con el objetivo de regular los niveles de sodio y potasio y, en general, el equilibrio hídrico, así como la presión arterial.

Buenas y malas. No se pueden consumir demasiadas grasas a lo largo de la vida, y es una buena idea medirlas en la vida diaria. Esto es muy cierto para los ácidos grasos saturados, que son de origen animal, pero también se encuentran en algunas fuentes vegetales (como en el aceite de palma y en el de coco). Un exceso de ellas en la sangre acelera el proceso de oxidación de las células, aumentando la formación de radicales libres, por tanto, el estado inflamatorio, y poniendo en riesgo el sistema cardiovascular. Otros ácidos grasos, poli y monoinsaturados, protegen el corazón.

Además, los cambios en la microbiota intestinal son especialmente sensibles a las grasas derivadas de carnes procesadas, ya que aumentan determinadas poblaciones bacterianas, como la de *Firmicutes*, que provocan inflamación sistémica. Sin embargo, si aumentamos las dosis de grasas poliinsaturadas (por ejemplo, el aceite de oliva virgen extra) y de fibra (que se encuentran en las verduras o legumbres), favorecemos un crecimiento de la población bacteriana de *Bacteroidetes*, que tienen un efecto protector, además de la de *Lactobacillus*, que protegen al intestino.

Cuántas y cuáles. Según las recomendaciones nutricionales internacionales más recientes, las grasas deben estar presentes en nuestra dieta de manera que aporten una cantidad de calorías diarias que no supere el 35 por 100 del total. Así es como se deben distribuir en una dieta de alrededor de unas 2000 calorías.

- Ácidos grasos saturados: no deben exceder el 10 por 100 del total de calorías (alrededor de 22 gramos, 200 calorías).
- Ácidos grasos poliinsaturados: entre el 5 y el 10 por 100 del total de calorías (1122 gramos, 100-200 calorías), con un 48 por 100 de grasas omega-6 y un 0,52 por 100 de omega-3.
- Ácidos grasos monoinsaturados: entre el 10 por 100 y el 15 por 100 del total de calorías (2.233 gramos, 200-300 calorías).
- Colesterol: menos de 300 miligramos por día.

Clichés que hay que desmentir
Hablando de grasas, hay algunos errores comúnmente aceptados que hay que desmentir.

- ¿Es la margarina un condimento más ligero y saludable que la mantequilla? Aunque se considera un sustitutivo, en realidad contiene muchos ácidos grasos saturados, que en exceso resultan perjudiciales para la salud. Como condimento, el aceite de oliva virgen extra es ideal. Sin embargo, no debes excederte con las cantidades porque contiene las mismas calorías que otras grasas.

- ¿La cocción al horno es más saludable que otras? No está demostrado. A menudo la cantidad de aceite en la sartén es exagerada. Además, las altas temperaturas prolongadas provocan una degradación de las grasas para cocinar.

- ¿Los huevos aumentan los niveles de colesterol? No es cierto, pero no los consumas en exceso. Más bien, es mejor limitar los quesos y embutidos, fuente de grasas saturadas.

- ¿Tiene el pescado fresco y salvaje mejores propiedades nutricionales que el pescado de acuicultura, congelado o descongelado? Estos últimos son una alternativa válida y además tienen un coste menor.

- ¿Es suficiente consumir productos *light* para mantenerse en forma y adelgazar? En primer lugar, es necesario comprobar siempre las cantidades y leer atentamente la etiqueta; de hecho, los productos bajos en azúcar suelen tener un alto contenido en grasas).

Son preferibles las grasas de origen vegetal como el aceite de oliva virgen extra, pero aquí tienes un pequeño plan más detallado de los distintos alimentos que las contienen.

Es preferible consumir:
- Aguacate.
- Aceite de oliva virgen extra.
- Yogur.
- Pescado (especialmente el pescado graso como la caballa o el salmón).
- Frutos secos.
- Semillas oleaginosas.

Consumir con moderación:
- Leche.
- Quesos.
- Mantequilla.
- Carnes rojas.

Hay que limitar:
- Dulces.
- Fritos.
- Productos industriales.
- Embutidos.

La acción sobre los estímulos del hambre

Tan pronto como ingerimos grasas, las hormonas anorexigénicas se alteran y la grelina se reduce. Cuando se estimulan los lípidos, se produce colecistoquinina en el intestino delgado, que activa las señales de saciedad, reduce la motilidad del estómago, provoca la contracción de la vesícula biliar e induce la secreción pancreática.

También entran en juego otras dos hormonas que calman el hambre: el GLP-1 y el péptido YY, que contribuyen a la síntesis de grasas y a la ruptura de las cadenas lipídicas, favoreciendo la absorción de estos nutrientes e induciendo una sensación de saciedad.

Además, la ingesta de grasas tiene un efecto importante sobre la producción de grelina, la hormona del hambre, ya que provoca una reducción, deteniendo la motilidad gástrica y la secreción ácida del estómago. ¿Cómo sucede todo esto? Si consumimos una comida que contiene grasas, ya sean de cadena larga o corta, éstas se unen de inmediato a los receptores que se encuentran en las células del estómago, dando lugar a una proteína que inhibe directamente la síntesis de grelina. Así el hambre disminuye.

Lo mismo ocurre, pero a la inversa, con la hormona de la saciedad. Durante una comida que contiene grasas se produce la síntesis de la leptina, que también sirve para reservar la energía que no utilizamos y almacenarla en el tejido adiposo.

Las grasas son las protagonistas de la primera dieta hormonal, la dieta de suspensión de la insulina (capítulo 8). Varios estudios realizados primero en ratas y luego en humanos demuestran que una comida mixta (con mucha grasa, pero también una cantidad mínima de carbohidratos) reduce la cantidad de leptina circulante, lo que induce respuestas insulínicas y glucémicas más bajas.

Por tanto, regulando correctamente la proporción entre grasas y azúcares de la comida, conseguimos actuar sobre la sensación de saciedad y alargar los intervalos entre un pico de hambre y otro.

Conclusiones

Las grasas no deben ser demonizadas, sino incluidas en las comidas en la proporción adecuada, y hay que recordar que:

- Estimulan las hormonas asociadas con la sensación de saciedad.
- Reducen la grelina, la hormona del hambre.

En la dieta diaria no deben exceder el 35 por 100 del total, correspondiendo la mayor parte a las grasas insaturadas.

En algunos regímenes de adelgazamiento, como el plan insulina stop, el porcentaje de grasas puede ser mayor.

6

El agua

La importancia del equilibrio hídrico

Cuando algunas amigas me preguntan cómo perder peso para el verano, les hago una pregunta a quemarropa: ¿bebes suficiente agua? Resulta que somos gente deshidratada, con la garganta y la boca secas. En cambio, el agua sirve para todas las funciones del organismo, incluso para la formación del esqueleto, y está regulada por un equilibrio de hormonas que es mejor no dañar.

Sorbos para adelgazar

El agua no hace perder peso directamente, en el sentido de que no elimina grasas ni azúcares. Es cierto, sin embargo, que aumenta el volumen gástrico e induce una sensación inmediata de saciedad, ayudando a controlar el hambre.

Luego, en algunos estudios resultó que beber con el estómago vacío, justo antes de sentarse a la mesa, ayuda con una dieta baja en calorías.

Así se deduce de una investigación estadounidense (de la Facultad de Agricultura y Ciencias de la Vida del Virginia Tech, publicada en la revista *Obesity*): de las cincuenta personas que estaban a dieta, la mitad de las que bebieron un par de vasos de agua antes de sentarse a la mesa terminaron por ingerir hasta 7590 calorías menos por comida, perdiendo 2 kilos más que los demás al final del experimento (6 kilos el primer grupo, 4 el segundo).

En cuanto a por qué sucede esto, aún es necesario estudiar más a fondo las hipótesis, aunque es cierto que el agua no engorda. Sola o carbonatada, tiene cero calorías. Y no provoca mayor retención de líquidos, que depende más de la sal consumida.

Tal y como recogen las Guías CREA, «cualquier variación a corto plazo del peso corporal por mayor pérdida o mayor retención de líquido es engañosa y temporal. Por tanto, el intento de controlar el peso racionando el agua es absolutamente inútil, además de que constituye un riesgo para nuestra salud».

El papel de los riñones

El mecanismo vía renina-angiotensina-aldosterona tiene como objetivo mantener la presión arterial normal y funciona en cadena: cuando sufrimos una bajada de presión arterial, esta señal es interpretada por el riñón, que inmediatamente produce renina. La hormona, a su vez, actúa sobre otra hormona proteica, la angiotensina, que estimula la aldosterona. En este segundo sistema, muy complejo, la angiotensina es la hormona clave, que tiene la importante función de inducir la vasoconstricción, aumentando así la fuerza de la contracción cardíaca, empujando al corazón a bombear más y estimulando el centro hipotalámico de la sed debido a la necesidad de una mayor cantidad de agua.

De esto también se deriva la liberación de vasopresina (que también tiene receptores en los vasos sanguíneos) y la producción de aldosterona por la glándula suprarrenal. Esta última hormona actúa a varios niveles:

- En el corazón, aumentando su actividad de bombeo de sangre.
- En las arterias, provocando vasoconstricción.
- En el riñón, estimulando la reabsorción de sodio y agua y la eliminación de potasio (con el consiguiente aumento del volumen sanguíneo y de los valores de presión arterial).

Tampoco es cierto que el agua con gas hinche la barriga. «Solo cuando la cantidad de gas es muy elevada puede haber ligeros problemas en personas que ya padecen trastornos gástricos y/o intestinales», se lee de nuevo en la guía del CREA.

Mi consejo es beber uno o dos vasos de agua antes e inmediatamente después del almuerzo y la cena para favorecer la sensación de saciedad.

Casi un nutriente

A mis estudiantes universitarios les digo que el agua es el primer nutriente, aunque la definición no es técnicamente precisa. Los macronutrientes son carbohidratos, proteínas y grasas, mientras que los micronutrientes son minerales y vitaminas. Pero en realidad el agua contiene fósforo o cloro y, sobre todo, es vital: sin ella no podemos sobrevivir.

No todo el mundo sabe que absorbemos sales minerales del agua, incluido el calcio, el componente esencial de los huesos. Con 1,5 o 2 litros de agua mineral media, que es el agua del grifo y el agua embotellada, podrás cubrir hasta un tercio de tus necesidades diarias de calcio.

De media consumimos 2,5 litros de líquido al día, entre los vasos que bebemos, los alimentos y el agua de oxidación, obtenida de la combustión de los hidratos de carbono, que se llaman así porque están formados por carbono, hidrógeno y oxígeno (el agua es H_2O).

El agua también se come, sí. Saciamos nuestra sed, por ejemplo, con un pepino, que contiene casi 96 gramos de agua sobre 100; con una rodaja de sandía (unos 95,3 gramos) o con un plato de lechuga (unos 94,3 gramos).

Con muy pocas excepciones, como el aceite y el azúcar, prácticamente desprovistos de agua, los alimentos tienen una proporción: menos del 10 por 100 en las galletas, alrededor del 60 por 100 en la pasta cocida, más del 80 por 100 en las frutas, las verduras y la leche.

Si consumimos cada día muchos alimentos sólidos, poco hidratantes, sin la ayuda de un componente líquido adecuado, se produce un desequilibrio hídrico que a la larga puede resultar perjudicial para nuestra salud.

En cualquier dieta que se precie, el agua es fundamental, aunque en diferente medida según el tipo de programa nutricional que se siga (en el plan insulina stop presentado en el capítulo 8, por ejemplo, veremos que una mayor ingesta de agua es necesaria debido a la fuerte pérdida de sales minerales).

Los líquidos y la presión

¿Cómo se libera ADH, o vasopresina, para garantizar el equilibrio hídrico en el organismo? A través de dos mecanismos fundamentales.

1. El primero se basa en la osmolaridad, que es la capacidad de nuestra sangre para acoger agua nueva. Cuando, debido a una pérdida excesiva de líquidos (por ejemplo, por sudoración), los electrolitos en circulación aumentan (hablamos de sodio, calcio, potasio y cloro), la hormona ADH interviene para garantizar que el agua necesaria entre en la sangre reequilibrando la situación.
2. El segundo mecanismo se refiere a la presión arterial: en caso de hemorragia (pensemos, por ejemplo, en las mujeres que tienen un ciclo menstrual muy abundante, con una gran pérdida de sangre), la disminución del volumen de sangre en circulación, con la consiguiente caída. En la presión arterial, el cuerpo lo interpreta como una necesidad de agua y, en este caso, también se libera la hormona antidiurética.

Por este motivo nuestro organismo está equipado con dos tipos de receptores:

- Osmorreceptores, que leen el contenido mineral en la sangre e informan de cambios.
- Barorreceptores, que interpretan los cambios en la presión arterial.

En ambos casos, activan los dos mecanismos ilustrados, que conducen a la liberación de ADH, gracias a la cual se restablece el equilibrio hídrico en el organismo.

La cantidad de líquido en el cuerpo varía, así como en relación con la dieta, en función de tres factores.

1. En primer lugar, la edad: al nacer y en la primera infancia, el cuerpo está compuesto por un 70 por 100 de agua, porcentaje que va disminuyendo a lo largo de la vida hasta rondar el 50 por 100 en las personas mayores.
2. El sexo también marca la diferencia: las mujeres tienen más grasa (y por tanto menos agua) que los hombres. Esto depende tanto de la fisiología de los dos sexos como de la diferente estructura hormonal.
3. El tercer elemento que afecta a la cantidad de agua está vinculado a alteraciones metabólicas o endocrinas: la presencia de sobrepeso, obesidad, diabetes o un desequilibrio en la función tiroidea o renal afectan gravemente a la cantidad de líquido en el organismo.

El agua es un elemento que cumple múltiples funciones, entre ellas cuatro principales:

1. En primer lugar, es un componente estructural: es parte integrante de los fluidos fisiológicos, tanto con función lubricante (pensemos en el líquido sinovial de las articulaciones, los fluidos oculares y la hidratación de las mucosas), como un amortiguador (el cráneo y la columna vertebral contienen líquido cefalospinal, que protege el cerebro y la médula espinal).
2. Es esencial en la nutrición: el agua es el nutriente principal, hasta el punto de que el cuerpo humano puede resistir su falta durante no más de dos o tres días.
3. Es mediador de las respuestas bioquímicas en todas las células, desde el transporte activo hasta el pasivo (como veremos en breve).
4. Regula la temperatura corporal: a través de la sudoración, por tanto de la eliminación de agua, dispersamos el calor y mantenemos nuestra temperatura constante, otro elemento básico para nuestro bienestar.

El agua presente en nuestro cuerpo se encuentra fuera y dentro de las células:

- La extracelular representa un total del 40 por 100 del volumen (dividido en líquido intersticial, plasma y linfa).
- La intracelular actúa como reservorio, suministrando o absorbiendo otra agua de la extracelular dependiendo de las necesidades del momento.

Cuando, por ejemplo, perdemos líquidos a través del sudor, el agua pasa de las células al líquido intersticial, restableciendo así el equilibrio hídrico del organismo (llamado equilibrio osmótico).

Se trata, pues, de una operación de equilibrio continuo, un delicado balance entre la introducción y la eliminación del agua, cuya carencia se nos muestra a través del síntoma de la sed. Es un instinto primario, caracterizado por sequedad de boca, que desaparece con los años.

Las hormonas aseguran el equilibrio hídrico

El equilibrio hídrico y salino del organismo se garantiza mediante un mecanismo, llamado «homeostático», que implica la introducción de agua en el organismo cuando se produce una pérdida excesiva. El actor central es la nefrona, la unidad fisiológica situada en el riñón, que regula el equilibrio de agua y sales minerales en las distintas partes del organismo. De hecho, los riñones producen cada día una cantidad variable de orina, más o menos concentrada, según el nivel general de hidratación. Y para evitar que nuestro cuerpo tenga un déficit hídrico, entran en juego las hormonas.

La primera hormona que interviene en el restablecimiento del equilibrio hídrico es la ADH, también llamada «hormona antidiurética» o «vasopresina». ¿Cómo funciona? Reclamando agua y favoreciendo la eliminación de orina más concentrada (es decir, más rica en sales minerales que el agua). En caso de deshidratación, los niveles de electrolitos en sangre aumentan y se libera ADH para absorber el agua necesaria para restablecer el equilibrio hídrico y salino.

Para realizar bien su trabajo, esta hormona actúa sobre unas proteínas llamadas «acuaporinas», que abren los canales de agua precisamente con el objetivo de absorber todo lo necesario.

En resumen, la hormona antidiurética estimula receptores específicos ubicados en el riñón, que permiten la reabsorción de agua gracias a la acción de las acuaporinas, que captan agua y la devuelven al torrente sanguíneo, evitando la deshidratación. Esto también contribuye a la regulación de la presión arterial: cuando baja demasiado, la acción de la ADH hace que el agua vuelva a la sangre y los valores de presión arterial retornen a la normalidad. De ahí el nombre: vasopresina.

La vasopresina antidiurética no es la única hormona implicada en el equilibrio de líquidos. Hay que considerar el sistema hormonal conocido como vía renina-angiotensina-aldosterona, que a su vez tiene la finalidad de mantener la presión arterial dentro de los límites.

Conclusiones

El agua es esencial para nuestra supervivencia y bienestar. Debemos beber:

- Al menos 1,5 litros de agua al día en invierno (cuando se transpira menos).
- 2 litros de agua al día en verano.

En verano, la transpiración aumenta debido a la sudoración intensa ligada a las altas temperaturas. Por lo tanto, la cantidad de agua debería aumentar aproximadamente dos o tres veces en comparación con el invierno, dependiendo de la sudoración.

El consejo para fomentar la sensación de saciedad es:

- Beber uno o dos vasos de agua antes e inmediatamente después del almuerzo y la cena.

La sed se reduce significativamente con la edad, por lo que en personas mayores es necesario ejercer un control externo, para evitar el riesgo de deshidratación. ¿Cómo? Preparar un vaso de agua para beber cada dos horas como máximo, para asegurarse el aporte hídrico necesario.

SEGUNDA PARTE

Los planes
de la dieta hormonal

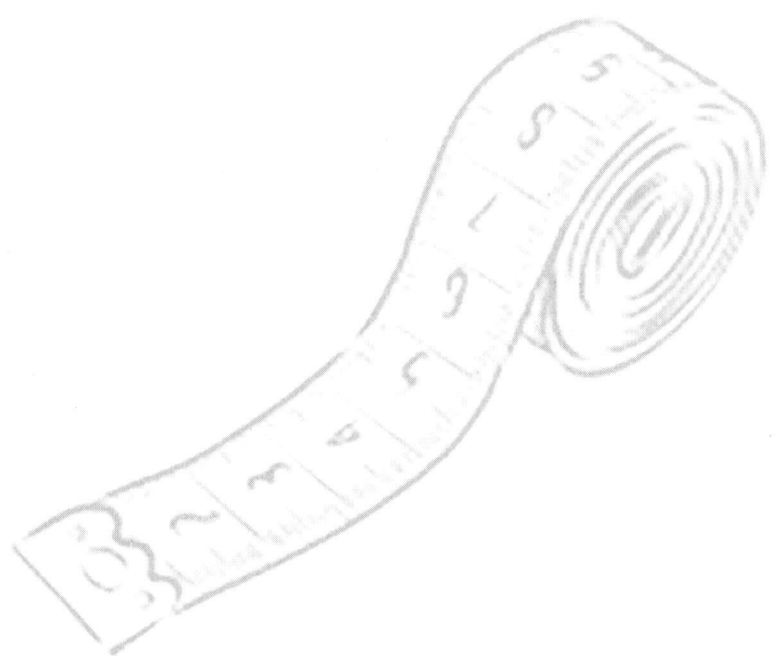

7

La dieta se sigue de cuatro maneras

Cómo seguir los planes de adelgazamiento

Antes de entrar en el corazón de la dieta hormonal, quiero hacer algunas aclaraciones. El programa que describo está basado en fundamentos científicos, pero lo importante es personalizar los planes, que son:

- Insulina Stop.
- Serotoninérgico.
- Leptina.
- Melatonina plus.

Todos somos diferentes, y el aspecto interesante de una dieta es la posibilidad de elegir en función de nuestro cuerpo, nuestra edad, el momento por el que pasamos, nuestros hábitos y nuestra vida profesional y social.

La dieta hormonal se puede adoptar íntegramente a lo largo de un año, alternando los cuatro planes dietéticos, o puedes decidir centrarte sólo en uno. Está dirigida principalmente a personas que gozan de buena salud, no padecen enfermedades crónicas ni trastornos alimentarios y no tienen muchos kilos que perder.

Si tienes patologías particulares o un exceso de peso importante, es recomendable contactar con el especialista o con el equipo médico correspondiente: el programa hormonal también puede funcionar en tu caso, pero no puedes decidirlo por ti mismo.

Lo indispensable: realismo y constancia

En cualquier caso, una vez finalizado el período de la dieta no podemos engañarnos pensando que sus efectos perdurarán en el tiempo sin una inversión continua. El verdadero desafío comienza después de alcanzar el peso objetivo deseado. Mantener la forma física significa corregir de manera definitiva los malos hábitos alimentarios cambiando el estilo de vida. Nunca dejes de realizar actividad física y, si ganas peso, repite el plan de adelgazamiento en determinadas épocas del año para revertir de inmediato los cambios en la báscula antes de que aumenten exponencialmente, anulando los esfuerzos realizados con anterioridad.

Puede que perder peso no sea tan difícil como crees, pero mantener un peso normal sí lo es. La dieta hormonal pretende ser una guía en este sentido: llegar no sólo al peso ideal, sino también encontrar el equilibrio hormonal que nos permita, a lo largo de nuestra vida, saber qué comer y cuándo hacerlo, manteniéndonos en un peso idóneo sin demasiado esfuerzo.

Realismo y constancia son los ingredientes que hacen que la dieta tenga éxito: ésta es una regla que siempre se aplica a cualquier programa nutricional y también al hormonal que exponemos en este libro.

No te propongas metas imposibles porque sólo se convertirán en frustración y desánimo. Y los estudios lo confirman. La mayoría de las directrices para el tratamiento de la obesidad recomiendan una restricción energética moderada, pero constante en el tiempo: no se debe superar un recorte superior al 30 por 100 de las necesidades calóricas diarias. El corte excesivo y prolongado reduce la concentración de hormonas anorexigénicas en el intestino y aumenta las orexigénicas; por lo tanto, si el régimen es demasiado punitivo durante un período demasiado largo, con el tiempo el hambre se apoderará de él y la persona ya no podrá seguir el plan dietético. Ésta es una de las razones más frecuentes por las que una dieta fracasa.

El segundo ingrediente es la constancia: las prisas no cuadran con el hecho de perder peso, porque, aunque consigas perder varios kilos en muy poco tiempo (lo que suele ocurrirles a quienes nunca han seguido una dieta hipocalórica), muchas veces, una vez finalizado el programa, recuperan el peso y añaden algunos kilos más. El secreto es tener paciencia y sobre todo perseverar: seguir el plan sin desviarse y elegir planes nutricionales a medio plazo, aceptando que los resultados también pueden ser diferentes con el paso de las semanas, que la tendencia de la aguja de la báscula puede fluctuar sin poner en peligro el éxito final.

Por tanto, cuando hablamos de dieta, hay que poner en discusión el factor fracaso, que no es el de quien lleva a cabo el programa alimentario, sino el del propio plan nutricional que, si no funciona, no es el adecuado para la persona que quiere perder peso. Por eso es necesario elegir el correcto.

¿Qué significa dieta?

En el lenguaje común, la dieta siempre se concibe únicamente como una alimentación restrictiva. En realidad, ya lo dice la propia palabra, que deriva del griego *diaita*, que significa «lo que haces todos los días». ¿Traducción? Estilo de vida. Debemos adoptar un estilo de vida adecuado, que incluya la alimentación, pero que se extienda al sueño y al movimiento (de esto hablaré en la tercera parte del libro).

Y aquí están los cuatro pilares de un estilo de vida saludable:

1. Una dieta correcta.
2. Ejercicio físico, que es tan importante como la alimentación (capítulo 14).
3. Respeto a los biorritmos, según los principios de la crononutrición (capítulo 12).
4. La abstención de elementos «tóxicos» que contaminan nuestra vida cotidiana y alteran nuestro equilibrio psicofísico, desde sustancias que se ingieren o inhalan (como alcohol, tabaco, medicamentos, drogas), hasta malas relaciones sociales y un uso inadecuado de la tecnología (por ejemplo, acostarse con los dispositivos encendidos demasiado cerca o no hacer descansos con el ordenador).

Y si hablamos de dieta en el sentido más común del término, entendida como programa nutricional, entonces también se deben cumplir algunos requisitos. Debe ser así:

- Segura: de hecho, diría que muy segura. Debe proteger al máximo la salud de quien la sigue, sin hacerle correr ningún tipo de riesgo.
- Dirigida: cada programa alimentario debe tener en cuenta el peso en relación con la edad y el sexo del individuo (no existen dietas aptas para todos y para toda la vida) y debe incluir un plan nutricional que haga perder o ganar peso según las necesidades.
- Efectiva: hay que tener paciencia, pero cualquier dieta que se precie debe llegar a su objetivo en un tiempo razonable, porque el aspecto psicológico de la nutrición es tan importante como el fisiológico.

El enfoque de los cuatro regímenes

Recomiendo seguir la dieta hormonal si quieres mejorar tu relación con la comida. Comer, además de ser una necesidad, es sin duda un placer y debe seguir siéndolo, pero para seguir disfrutando de nuestros platos favoritos a lo largo de los años sin que la balanza haga sonar la alarma o la ropa nos empiece a apretar, debemos fijarnos en nuestro equilibrio hormonal. Sólo conociéndolo y salvaguardándolo podremos mantener una correcta alimentación en el tiempo, sin sentirnos culpables por saltarnos las normas.

Si tienes algunos kilos que perder, verás resultados más rápido y sin problemas. El sistema hormonal, de hecho, responderá bien a las «correcciones» previstas por el programa y el equilibrio metabólico se recuperará rápidamente. Sin embargo, si tienes muchos kilos que perder, diez o incluso más, no te desanimes. La dieta hormonal puede funcionar igual de bien, pero el plan debe adaptarse al caso individual bajo la supervisión de un especialista, quien establecerá su duración y métodos.

Los planes dietéticos son adecuados cuando se necesita recuperar el ritmo, en épocas del año en las que se gana peso, casi sin darnos cuenta, como las vacaciones de Navidad. Lo importante es actuar de inmediato: este plan alimentario permite reprogramar tu sistema hormonal, devolviéndolo a la senda del correcto funcionamiento, y el peso seguirá su ejemplo.

Cada plan de dieta que leerás en las páginas siguientes lleva el nombre de una única hormona. En realidad, en los planes dietéticos colaboran todas las hormonas del circuito hambre-saciedad, ya que todas intervienen en la digestión de los alimentos.

Quería «bautizar» cada dieta con referencia a una hormona particular para que el programa fuera más reconocible, eligiendo la que podría ser más significativa en un contexto específico, pero ciertamente no es la única hormona que funciona, y mucho menos de manera exclusiva.

Otra aclaración. La dieta por sí sola puede garantizar la pérdida de masa grasa, pero al mismo tiempo puede conducir al consumo de masa magra, es decir, masa muscular. Solo en el plan insulina stop es posible evitar ese inconveniente, mientras que en otras dietas sí es posible. Para evitar ese riesgo es importante combinar el régimen hipocalórico con actividad física constante. De esa forma tendremos gasto energético, con la consiguiente pérdida de peso, pero no perderemos masa muscular con el consiguiente aumento de peso corporal.

Ésta es la razón por la que quienes siguen una dieta sin combinarla con actividad física pierden peso inmediatamente, pero luego lo recuperan, superando por lo general su peso inicial. Si no te mueves, además de grasa pierdes una parte (pequeña o grande) de músculo, que es precisamente lo que mantiene constante tu peso y regula el gasto energético. Así que nunca comiences un programa de dieta si no tienes intención de hacer ejercicio.

El decálogo

Para cerrar este capítulo, me gustaría recordar que, incluso si no sigues una dieta hipocalórica para adelgazar, existen reglas importantes a tener siempre en cuenta en nuestra alimentación. Una vez que las hacemos nuestras, se convierten en un estilo de vida que nos permite vivir más tiempo y gozar de buena salud. He recogido las principales en un decálogo, que forma parte de un estudio realizado con mis colaboradores y dedicado a la cronodieta (*Minerva Medica*, 2022). Aquí están:

1. No existe una opinión unívoca sobre el desayuno por parte de la comunidad científica, pero el consejo que puedo dar basándome en mi práctica clínica y muchos estudios sobre el tema es no omitirlo.
2. La mayoría de los carbohidratos del día deben consumirse en las primeras horas, porque los azúcares se me-

tabolizan mejor si se consumen antes de la hora del almuerzo (en el capítulo 12 encontrarás información detallada sobre la crononutrición).

3. Tener un aporte proteico adecuado, empezando por las proteínas vegetales.
4. Reducir la cantidad de calorías en la cena, con una cena muy ligera, a base principalmente de verduras, de rápida digestión, y con poca cantidad de proteínas.
5. Incluir en el menú alimentos que contengan triptófano, un precursor de la serotonina, conocida como la molécula de la felicidad (explicado en el capítulo 4).
6. Incluir en la dieta alimentos ricos en melatonina (de esto se habla en el capítulo 11).
7. Limitar o evitar el alcohol, especialmente las bebidas espirituosas.
8. Medir el consumo de grasas eligiendo alimentos ricos en grasas insaturadas, como pescado, semillas, aceite de oliva virgen extra y aceites de semillas prensadas en frío.
9. Consumir alimentos ricos en polifenoles, como té, chocolate negro mínimo al 70 por 100 de cacao y todas las verduras rojas o moradas, como las bayas.
10. Evitar alimentos difíciles de digerir, que también podríamos considerar tóxicos, en particular eso que llamamos «comida basura»; no abusar del café (máximo de dos a cuatro tazas al día) y preferiblemente tomarlo sin azúcar.

8

El plan insulina stop

*Dale un empujón a tu metabolismo
y reduce tu estómago*

Hormona protagonista: insulina

Insulina stop es el primer plan de la dieta hormonal para estimular el metabolismo. Se trata de un gran método de shock, que permite perder kilos de más aunque no sean pocos, especialmente si se localizan a nivel abdominal: se basa en los principios de la cetogénesis y priva casi por completo al organismo de carbohidratos, provocando un estrés hormonal que reduce notablemente el exceso de grasa.

Los principios básicos

Tras haber regresado en las últimas décadas, el enfoque cetogénico nació en la década de 1920 como tratamiento para la epilepsia. Cuando eliminas el azúcar, los almidones, el alcohol, la miel y la fruta, tu metabolismo tiende a hacer dos cosas para obtener la energía que el organismo necesita: explotar las calorías de las proteínas y desmantelar las grasas de reserva.

El proceso químico completamente fisiológico mediante el cual nuestro organismo produce cetonas, o cuerpos cetónicos, derivados de las grasas, se llama «cetogénesis»: se produce mediante un fenómeno de oxidación de los ácidos grasos llevado a cabo por el hígado (betaoxidación), del que se origina la acetil-coenzima A, que a su vez será la base para sintetizar los cuerpos cetónicos. En este caso, el organismo utilizará cuerpos cetónicos como fuente de energía en lugar de carbohidratos, que están ausentes en el primer paso de esta dieta. En la práctica, es como si cambiáramos el combustible de nuestro coche, pasando de gasolina a metano: el coche funciona igual, pero con un combustible diferente.

En el enfoque cetogénico, se elimina la principal fuente de energía, los carbohidratos: privado de azúcares, el organismo extrae energía de las grasas, reservadas en el hígado, transformándolas en cuerpos cetónicos, que los músculos leen como un nuevo azúcar y, por lo tanto, se utiliza de la misma manera. Gracias a este proceso se consigue reducir la masa grasa, protegiendo y, en algunos casos, aumentando la masa magra.

Básicamente, existen tres cuerpos cetónicos: la acetona, el ácido acetoacético y el ácido betahidroxibutírico. Se trata de compuestos normalmente presentes en la sangre, que aumentan en caso de cetogénesis.

Me gustaría señalar que no existe un solo tipo de modelo cetogénico, sino que hay varios, que se diferencian en función de los porcentajes de macronutrientes. A lo que me refiero en el primer paso del plan insulina stop es a la VLCKD *(Very Low Caloric Ketogenic Diet)*, un programa que también permite perder muchos kilos, caracterizado por una muy baja presencia de azúcares (menos de 50 gramos por día) y con un aporte calórico inicialmente muy bajo: de 600 a 800 calorías diarias.

Esta aclaración es necesaria, ya que no todos los programas cetogénicos son bajos en calorías, y, por tanto, no todos hacen adelgazar: en concreto, el que se utiliza en el tratamiento de la epilepsia o en el de la migraña tiene un aporte calórico que deriva del contenido en grasas y no provoca una pérdida de peso.

La insulina

¿Cómo reacciona el organismo a nivel hormonal ante la privación total de azúcar? El primer efecto es la reducción de la producción de insulina por parte del páncreas y, en consecuencia, el aumento del glucagón, la hormona que sintetiza el azúcar cuando los niveles de azúcar en sangre bajan: gracias a esta combinación, nuestro cuerpo es capaz de utilizar los cuerpos cetónicos como nueva fuente de energía.

La formación de cetonas también entra en juego en el circuito hambre-saciedad; de hecho, al movilizar la grasa almacenada, se liberan unas hormonas específicas (GLP-1, CCK), que ejercen inmediatamente un efecto anorexigénico, y se produce una reducción de la grelina, la hormona del hambre. ¿Resultado? El apetito disminuye.

Con este plan dietético, por tanto, obtenemos una disminución de la insulina, más o menos rápida según su nivel antes del inicio de la dieta, un aumento de la oxidación de las grasas y una reducción del tejido adiposo. Por tanto, menos insulina, menos grasa y menos hambre al mismo tiempo.

Además, mejora la funcionalidad de la microbiota intestinal, que utiliza los cuerpos cetónicos como moléculas contra el estrés oxidativo, reduciendo así el estado inflamatorio.

Finalmente, gracias a un menor aporte calórico, se reduce el peso: es un círculo virtuoso que se retroalimenta.

Los efectos sobre el peso

En los primeros diecisiete días de esta dieta, la sensibilidad del hígado a la insulina aumenta: esto significa que este órgano comienza a aumentar la beta-oxidación de las grasas, produciendo cuerpos cetónicos, que serán utilizados por la periferia como si fueran azúcares. Por lo tanto, en las siguientes dos o cuatro semanas tendremos una respuesta óptima de la insulina, *ergo* una reducción de esta hormona producida por las células beta del páncreas, pero un mejor funcionamiento a nivel periférico. Efecto que se prolonga durante todo el tiempo que dura la dieta.

Al cabo de unas semanas comienza la pérdida de peso: entre siete y catorce días, el tejido adiposo comienza a reducirse. Después de un par de meses, mejora la hemoglobina glucosilada, es decir, el valor medio de azúcar en sangre medido durante los dos o tres meses anteriores: en comparación con la simple medición de azúcar en sangre, esta prueba constituye uno de los criterios estandarizados para el diagnóstico inicial de la diabetes mellitus.

Basándome en mi experiencia con pacientes, puedo decir que estos resultados se pueden lograr durante el primer mes de dieta: el plan insulina stop ya en las primeras cuatro semanas puede conducir a una reducción significativa de peso y una mejora muy rápida de la sensibilidad a la insulina.

Por último, si analizamos los datos de los estudios que comparan el modelo cetogénico con el mediterráneo hipocalórico –como hizo un grupo de investigadores españoles en 2014 observando a un grupo de cincuenta y tres pacientes con obesidad tratados durante doce meses con un régimen u otro–, vemos que, con el mismo número de calorías introducidas, el porcentaje de peso perdido es claramente mayor en el primero.

El estudio español también demostró que, al cabo de un año, los individuos que siguieron este programa mantuvieron una reducción de más del 10 por 100 de su peso inicial, preservando su masa magra.

La grasa visceral. Los resultados del estudio español confirman los efectos positivos del plan insulina stop también en términos de reducción de la masa grasa y de reducción de centímetros de cintura.

En concreto, la grasa que se elimina mediante la cetogénesis es sobre todo grasa ectópica, es decir, la que se deposita alrededor del corazón, los riñones, el hígado y el intestino, y que es más peligrosa para la salud por ser especialmente inflamatoria.

Menos hambre, más energía. A pesar del aporte calórico del régimen insulina stop, la proporción predominante de grasas en la mezcla de macronutrientes garantiza una larga duración de la sensación de saciedad y una buena «resistencia» entre una comida y otra. Además, la reducción de grelina provoca una disminución del apetito, favoreciendo así la adherencia al programa nutricional.

Además, una vez que se activa el mecanismo de la cetogénesis, el cuerpo comienza a quemar grasas, lo que provoca un aumento de la energía disponible; por tanto, menos cansancio y más fuerza para afrontar el día. Los estudios también muestran que al obtener combustible de las cetonas y no de los azúcares, tanto el corazón como el cerebro funcionan mejor, aumentando su eficiencia en un 25 por 100.

Finalmente, la función antioxidante de las cetonas es protectora de las neuronas; por este motivo, el rendimiento cerebral también mejora, favoreciendo la claridad y la concentración.

Cómo organizar las comidas

Si tomamos como plan la pirámide, famosa por el modelo mediterráneo, aquí también podemos construir una, pero obviamente organizada de una manera totalmente diferente. En la cima de la pirámide, es decir, en el espacio más pequeño, se encuentran los carbohidratos, que representan menos del 5 por 100 de la ingesta calórica total. No proceden del pan ni de la pasta, sino que son los que contienen los yogures bajos en grasa, los mariscos y las verduras.

Las proteínas, en la parte central de la pirámide, constituyen una proporción equivalente al 25 por 100, y son las del pescado —también de los pescados grasos como el salmón—, y de la carne. La cantidad esperada es la estándar (11,2 gramos de proteína por kilo de peso al día); por lo tanto, consideramos que esta dieta es isoproteica y no hiperproteica.

En la base de la pirámide se encuentran las grasas, que representan la mayor parte, el 75 por 100 del total de calorías; naturalmente, hablamos de grasas «buenas», por lo tanto, sobre todo poliinsaturadas, que se encuentran no solo en la carne y en el pescado, sino también en el aceite de oliva, en las semillas y en los frutos secos. ¿La cantidad? De 10 a 30 gramos al día, dependiendo de las calorías calculadas para perder peso.

El agua tiene un papel muy importante: se aplica a la nutrición en general, pero más aún en esta dieta. De hecho, los cuerpos cetónicos se eliminan por la orina, y con ellos también perdemos sales minerales y vitaminas. Por este motivo es necesario beber al menos 2 litros de agua al día y, previa indicación de su médico, introducir otras sustancias con suplementos de apoyo.

El plan nutricional

El plan de dieta insulina stop consta de tres pasos: en las siguientes páginas mostraré un día típico de cada persona y la lista de la compra, para que puedas entender mejor qué poner en tu plato.

¿Cómo afrontar el programa?

- Si el peso a perder es inferior a 10 kilos, sugiero seguir el primer paso durante cuatro semanas y luego el segundo durante otras cuatro.

- Si el sobrepeso supera los 10 kilos, el primer paso puede durar hasta ocho semanas y el segundo otras ocho.
- El tercer paso, que sigue el modelo mediterráneo, debería considerarse como un plan de mantenimiento.

Para ofrecer una guía práctica del plan dietético, propongo un día típico para cada paso de la dieta:

- A partir de 600-800 calorías por día.
- Después pasar a 1000-1100 calorías.
- Terminar con 1200-1500 en el tercer paso.

Los carbohidratos se reintroducen gradualmente en la segunda y tercera etapas, al igual que los productos lácteos.

Antes y después de las comidas. Antes de comenzar e inmediatamente después de finalizar el almuerzo y la cena es recomendable beber dos vasos de agua, natural o con gas, según el gusto, para favorecer la sensación de saciedad.

Dos aperitivos al día. Son importantes porque reducen el tiempo entre comidas y ayudan a tolerar mejor la sensación de hambre.

Verduras a voluntad. En esta dieta puedes comer las que quieras, por lo que no hay una cantidad preestablecida: si se desea, también se pueden planificar comidas enteras a base de verduras.

Para condimentar. La única grasa permitida es el aceite de oliva virgen extra (o de semillas), en dosis de 20 gramos al día (unas dos cucharadas soperas) en la primera fase, 30 gramos al día en la segunda y en la tercera. Como condimentos también podemos utilizar limón y vinagre (de vino, no de manzana ni balsámico). Conviene reducir la sal al mínimo (regla de oro en general, no sólo para esta dieta), posiblemente reemplazándola por especias y hierbas aromáticas.

Las mejores cocciones. Para carnes y pescados, opta por la cocción al horno, a la parrilla o al vapor. Para las verduras, además de éstas, está bien hervirlas y, obviamente, comerlas crudas. Freír al aire también es un sistema de cocción saludable que vale la pena considerar.

PRIMER PASO

De 600 a 800 calorías diarias

En este primer paso del plan insulina stop hay una ausencia total de azúcares y un aporte calórico muy bajo: es una fase restrictiva, pero a la vez es en la que más peso se pierde. Esta fase es muy útil para salir de la adicción al consumo excesivo de azúcar. Las comidas de un día típico son bajas en calorías: de 600 a 800 calorías en total.

La lista de la compra

Las siguientes listas hacen referencia al primer paso de la dieta. Los alimentos se dividen en permitidos, prohibidos y a moderar.

Alimentos permitidos
- Carnes rojas (ternera, cerdo, no más de un par de veces por semana).
- Carnes blancas (pollo, pavo).
- Pescado (salmón, trucha, arenque, anchoas, caballa, bacalao, dorada, lubina, lenguado, atún), mariscos.
- Huevos.

– Verduras bajas en hidratos de carbono: espárragos, berenjenas, acelgas, brócoli, apio, setas, coliflor, rábanos, berros, pepinos, calabacines, lechuga, escarola, endivias, espinacas, hinojo, achicoria, brotes de soja, cardos, pimientos verdes, rúcula, repollo.
– Semillas.
– Yogur desnatado.
– Aceite de oliva virgen extra.
– Limón.
– Vinagre (ni de manzana ni balsámico).
– Sal.
– Especias y hierbas aromáticas.

Alimentos prohibidos
– Trigo, arroz, cereales, harina, pan, pasta, galletas saladas, pizza, bizcochos, productos horneados.
– Dulces, helados y snacks.
– Azúcar blanquilla y azúcar moreno.
– Patatas.
– Legumbres.
– Miel.
– Fruta.
– Algunas verduras más ricas en hidratos de carbono (tomates, calabaza, pimientos, zanahorias, remolacha).
– Leche y derivados (todos, excepto el yogur desnatado).
– Bebidas azucaradas, jarabes, zumos de frutas.
– Alcoholes y licores.

Alimentos a consumir moderadamente
– Aceitunas.
– Carnes en filetes.

- Aguacates.
- Frutos secos.
- Edulcorantes (eritritol o estevia 100 por cien).

Las porciones
Carne roja: 200 g.
Carne blanca: 250 g.
Pescado: 300 g.
Huevos: 2.
Verduras: a voluntad.
Yogur desnatado: 125 g.
Aceite de oliva virgen extra: 20 g.

Día modelo

Desayuno
100 g de yogur griego bajo en grasa (0,1 por 100 de grasa).

Aperitivo
1 infusión de hierbas sin azúcar.
7 almendras.

Almuerzo
Pechuga de pollo a la plancha (100 g).
Un plato de verduras de tu elección.

Merienda
Waffer con crema de avellanas (línea proteica).

Cena

Atún sin aceite (100 g) con rúcula.

Un plato de verduras de tu elección.

SEGUNDO PASO

De 1000 a 1100 calorías diarias

En el segundo paso, se reponen lentamente algunos azúcares, en particular los de frutas como las manzanas (que contienen fibra y pocos hidratos de carbono), y los productos lácteos frescos, con poca grasa y un porcentaje muy bajo en azúcares. Aquí podemos aumentar la dosis de aceite de oliva virgen extra para condimentar, hasta llegar a los 30 gramos (tres cucharadas soperas) al día.

Las calorías diarias son de 1000 a 1100.

La lista de la compra

Mantén la lista que se ha mostrado en el primer paso e integra poco a poco los lácteos y los carbohidratos, como se indica en Día modelo. La fruta puede ser una idea como snack, pero la elección es bastante limitada, optándose por aquella con menor contenido en azúcar: kiwi, manzana, fresas o frutos rojos.

Día modelo

Desayuno

Yogur griego entero (150 g).

30 g de frutos secos (almendras, nueces, anacardos).

Té sin azúcar, café, infusiones de hierbas.

Aperitivo

1 infusión de hierbas sin azúcar.

1 manzana o bresaola (40 g, no más de una vez por semana) o requesón (100 g).

Almuerzo

Pechuga de pollo a la plancha (150 g) o pescado a la plancha (200 g).

Un plato de verduras de las que tienen menor contenido en hidratos de carbono.

Merienda

50 g de parmesano.

200 g de hinojo.

Cena

Bacalao al horno (100 g) o pavo a la plancha (80 g).

Un plato de verduras de las que tienen menor contenido en hidratos de carbono.

TERCER PASO

De 1200 a 1500 calorías diarias

En este tercer paso, que abraza la dieta mediterránea, se permiten algunos hidratos de carbono (pastas, legumbres, frutas) y algunas grasas (lácteos). Disponemos de 30 gramos diarios de aceite de oliva virgen extra para condimentar.

Las calorías diarias también aumentan: de 1200 a 1500.

La lista de la compra

En el día modelo del tercer paso, el plan dietético se basa en el modelo mediterráneo, por lo tanto, sigue el plan nutricional que encontrarás en la segunda semana del plan serotoninérgico (capítulo 9).

Día modelo

Desayuno

Yogur griego entero (150 g), o leche entera (100 g), o semidesnatada (150 g), o desnatada (200 g); alternativamente, té o café sin azúcar.

2 galletas integrales, o 30 g de cereales integrales, o 1 manzana, o 1 naranja.

Aperitivo

1 manzana, 1 naranja o frutos rojos sin azúcar (100 g).

Almuerzo

Una ración de pasta (40 g) con legumbres (secas, 60 g).

Verduras cocidas o crudas, de aquellas con menor contenido en hidratos de carbono.

Merienda

50 g de parmesano.

200 g de hinojo.

Cena

Pescado (250 g), o carne blanca (200 g) o carne roja (150 g), o queso desnatado (80 g), o 2 huevos.

Verduras crudas o cocidas bajas en carbohidratos.

Consejos diarios

Para matar el hambre. A partir del segundo paso, la fruta puede ser una idea para la merienda. Puedes elegir frutos rojos, solos o aderezados con unas gotas de limón: una taza a media mañana o por la tarde da mucha satisfacción y recompensa, suprimiendo ese deseo por lo dulce que puede surgir entre las comidas principales. Los arándanos, las frambuesas o las moras congeladas también están bien si no es temporada.

Como alternativa, puedes optar por verduras cortadas en palitos, como apio, hinojo o pepino, obviamente sin condimentos. La textura crujiente ayuda a la sensación de saciedad.

Un buen plato único. Rápida de preparar, sabrosa y saciante, la ensalada de salmón ahumado y aguacate es una excelente opción de plato único para un almuerzo cetogénico. A base de lechuga verde, salmón ahumado en tiras (100 gramos) y medio aguacate en rodajas, se debe aliñar con unas gotas de limón (incluso sin aceite) y listo.

Si tienes prisa. Por comodidad, también se pueden utilizar sustitutivos de comidas u otros productos a base de proteínas, con alto valor biológico y derivados de guisantes, huevos, soja y suero de leche. Cada preparado está constituido por aproximadamente 18 gramos de proteínas, 4 gramos de carbohidratos, 3 gramos de grasas (sobre todo aceites vegetales con alto contenido en ácido oleico), y aporta alrededor de entre 100 y 150 calorías. Se pueden adquirir en farmacias o comercios especializados, pero deben incluirse en el plan nutricional bajo la orientación de un nutricionista o de un médico.

Ansia de pan. Esto no significa que tengas que renunciar a ello en el segundo y tercer paso. Existen muchas recetas para elaborar pan cetogénico en casa. Basta con utilizar harinas proteicas adecuadas: es mejor evitar las harinas de almendras o avellanas y optar por harinas de linaza, sésamo y girasol, o harinas de legumbres. Además, las cáscaras de psyllium son ideales para sustituir el gluten y garantizar una buena levadura.

Si no tienes el tiempo o la habilidad para hacer tu propio pan, puedes comprar pan envasado específicamente para dietas cetogénicas.

Si comes fuera. Seguir el plan insulina stop en el bar o en el restaurante no es difícil: hay muchos platos «correctos» que puedes encontrar en la carta y, si es necesario, con unos pequeños cambios podrás saciarte sin excederte.

La ensalada de pollo es una excelente opción: lo importante es que el pollo esté asado, combinado con ensalada verde (o ensalada mixta) o apio, aderezado con aceite de oliva virgen extra, jugo de limón o lima, sal, pimienta y unas cuantas nueces (o almendras laminadas). Es un plato sabroso, ligero, abundante y totalmente cetogénico.

El salmón al horno también es perfecto (en porción o suprema): siempre que no vaya acompañado de salsas, sino aderezado con sal y aceite de oliva virgen extra. ¿El acompañamiento? Evidentemente, las patatas están prohibidas. Las verduras como calabacines, brócoli, espárragos o espinacas son perfectas.

Si tienes miedo de exagerar con los condimentos, sírvelos por separado para poder medirlos de manera independiente, y recuerda: que no te traigan pan a la mesa.

Lo que dice la comunidad científica

Según las recientes Directrices de la Sociedad Italiana de Endocrinología, por ejemplo, el modelo nutricional basado en la cetogénesis está específicamente indicado en algunas situaciones patológicas y tan sólo recomendado en otras. Luego existen condiciones que lo hacen, por el contrario, altamente contraindicado. A continuación, repasamos el sí y el no de la comunidad científica a este tipo de dieta.

Plan muy recomendado. La dieta cetogénica, y, por tanto, el plan de suspensión de la insulina, es muy recomendable (recomendaciones importantes) en condiciones de obesidad: tanto en la obesidad severa como en la que debe ser tratada antes de la cirugía bariátrica (operaciones que, por ejemplo, reducen el tamaño del estómago para reducir peso y prevenir complicaciones relacionadas con la obesidad) y en el llamado sarcopénico, en el que los pacientes tienen un índice de masa corporal normal, pero aún son obesos por falta de masa magra, por lo que su peso se compone únicamente de grasa corporal.

Además, la keto se considera eficaz en casos de obesidad asociada a otras patologías, como la diabetes tipo 2, la hipertrigliceridemia (triglicéridos altos), la hipertensión, las enfermedades cardiovasculares, la apnea del sueño o la artropatía grave.

De hecho, reduce drásticamente la incidencia de diabetes tipo 2 (asociada o no a la obesidad) y también es la dieta de referencia para quienes necesitan adelgazar con rapidez después de un infarto o un problema cardiovascular.

Además, es el programa nutricional ideal para quienes padecen esteatosis hepática, la enfermedad del hígado graso no alcohólico; en estos casos, con la acumulación de grasa en el interior del hígado se corre el riesgo de que dañe al órgano de forma irreversible.

Plan recomendado. El programa nutricional basado en la cetogénesis también se recomienda en otras situaciones, siempre asociadas a la obesidad: entre ellas, la disbiosis intestinal (es decir, el desequilibrio de la microbiota), la hipercolesterolemia, la aterosclerosis y los trastornos neurodegenerativos. Los efectos de la cetogénesis sobre estas patologías aún están en estudio, por lo que se sugiere una o dos semanas de programa sin azúcar bajo estricta supervisión médica para evaluar sus efectos.

El mismo razonamiento se hace en caso de migrañas u otras enfermedades neurológicas.

Contraindicaciones absolutas. Existen varias contraindicaciones para este patrón dietético. Algunas de tipo absoluto, en primer lugar, la diabetes tipo 1: quienes padecen esta enfermedad no tienen insulina disponible (las células beta del páncreas no la producen), por lo que necesitan suministrarla del exterior. En presencia de diabetes tipo 1, seguir una dieta que se base en la reducción de la insulina pondría en peligro la salud del paciente.

Contraindicaciones relativas. Existen contraindicaciones relativas a la dieta cetogénica, relativas en el sentido de que aún no disponemos de datos suficientes para afirmar que esta dieta se puede seguir sin riesgos: en caso de infarto agudo reciente, angina inestable, porfiria (enfermedad metabólica rara), embarazo y lactancia.

También evito prescribir el programa insulina stop a personas con un trastorno alimentario, porque tendrían grandes dificultades para seguir el programa.

En cuanto a la insuficiencia renal y hepática, para las cuales no se recomienda, me gustaría hacer una aclaración: si se trata de patologías de tercer grado, por lo tanto muy graves, una dieta como ésta, en la que no se reduce el componente proteico y el contenido en grasa es alto, no se puede seguir; pero si nos encontramos ante un paciente con insuficiencia renal o hepática leve, que deriva precisamente de su obesidad, entonces este régimen podría ser la solución. Aconsejo consultar al médico para decidir cuál es el mejor enfoque a seguir.

Los beneficios para la salud. Esta dieta no sólo es buena para la figura: tiene un notable impacto en la salud, y no me refiero sólo a los trastornos del sistema nervioso central (el enfoque cetogénico nació, recuerdo, como tratamiento contra la epilepsia), sino también a aquellos que implican al sistema cardiovascular y a la piel, todos sistemas regidos por mecanismos hormonales.

Colesterol y triglicéridos bajo control. Sin carbohidratos, por supuesto, el nivel de triglicéridos en sangre se reduce significativamente, pero con la dieta insulina stop incluso el colesterol LDL, el «malo», se reduce significativamente. De hecho, sus valores, que aumentan un poco al inicio del programa, se ajustan a la perfección a la norma durante la pérdida de peso, ya que las grasas incluidas en el plan nutricional son principalmente poliinsaturadas.

Detener la hipertensión. Un estudio en el que participé en 2023 (publicado en el *Journal of Translational Medicine*) confirmó la validez del modelo cetogénico como enfoque nutricional para pacientes hipertensos. En particular, hemos demostrado cómo eliminar los azúcares de la dieta reduce la inflamación y mejora los valores de presión arterial en individuos con hipertensión más grave, que ya toman dos fármacos para mantenerla bajo control.

También recuerdo que la ausencia de pan y productos horneados en el menú reduce drásticamente la cantidad de sal que se introduce diariamente, y el primer efecto tangible es la disminución de la presión arterial.

La piel mejora. Un hecho cierto se refiere a los efectos beneficiosos de esta dieta sobre la piel, en particular sobre algunas enfermedades como el acné y la psoriasis. He realizado con mi equipo algunos estudios específicos sobre estas dos enfermedades (publicados en 2022 y 2023 en *Critical Reviews in Food Science and Nutrition*) y me gustaría recordar a mi amiga y colega Gabriella Fabbrocini, una brillante dermatóloga que lamentablemente falleció en 2023, quien participó con su grupo de trabajo: juntos hemos mejorado la calidad de vida de muchos pacientes, ya que sabemos que son patologías que también son incapacitantes a nivel psicológico.

¿Puede el enfoque cetogénico presentar algún riesgo?
En absoluto, es uno de los falsos mitos que siempre ha arrastrado este modelo nutricional. Y la prueba está en el hecho científicamente comprobado de que comenzó a utilizarse como tratamiento para la epilepsia desde 1920 en niños que no reaccionaban a los medicamentos, y que luego eran tratados con este tipo de dieta durante el resto de sus vidas.

Las principales dudas siempre están relacionadas con el hígado y los riñones, que muchos consideran órganos de riesgo por ser los encargados de digerir las proteínas. Si se tratara de una dieta rica en proteínas, seguramente sólo sería adecuada para personas con una excelente función hepatorrenal. ¡Pero ésta es una dieta isoproteica! En consecuencia, no está contraindicada ni siquiera para quienes presentan una ligera insuficiencia funcional en estos dos órganos. Se debe considerar que la obesidad es un factor de alto riesgo para la disfunción hepática y renal, y favorece el cáncer. Por eso, es mejor perder peso que mantenerlo. En cualquier caso, si la función hepatorrenal no es perfecta, mi consejo es que la persona sea seguida por un especialista.

Pero diré más: el enfoque cetogénico es tan seguro para la salud que se está probando en pacientes con cáncer, partiendo del supuesto de que la célula tumoral se alimenta de azúcares, que son precisamente el elemento ausente en este programa nutricional.

He oído hablar del ketoflu, ¿qué es?
Se trata de un conjunto de síntomas que pueden aparecer al inicio de la dieta, durante el primer paso. Puede aparecer un

dolor de cabeza molesto, se percibe como una pesadez en la cabeza; solo debes saber que son las cetonas. Basta con beber un par de vasos de agua y se eliminan a través de la orina, haciendo desaparecer también la cefalea.

Otro síntoma es el cansancio general: éste se debe a la pérdida de sales minerales, que siempre hay que integrar al seguir este programa. Existen productos específicos (a la venta en farmacias y comercios especializados) que se toman una o dos veces al día.

¿Es cierto que esta dieta puede provocar estreñimiento?

Sí, es verdad. La eliminación de azúcares puede provocar estreñimiento en quienes ya están predispuestos al problema. Para ello sugiero infusiones a base de sen, siempre sin azúcar. Además, se debe potenciar la hidratación, muy importante en esta dieta: lo ideal sería llegar a los 2,5 litros de agua diarios.

9

El plan serotoninérgico

*Para reducir tu cintura y recuperar
el buen humor*

Hormona protagonista: serotonina

El segundo plan de dieta de mi programa, el serotoninérgico, se puede adoptar bien después de finalizar el primero, insulina stop, como fase de mantenimiento del peso, o como dieta hipocalórica propiamente dicha para quienes no tienen muchos kilos que perder o simplemente quieren mantenerse en forma.

Se recomienda para quienes gozan de buena salud y practican ejercicio de manera regular, requisito fundamental para poder quemar las calorías introducidas con los carbohidratos, que se incluyen en esta dieta. Precisamente por su presencia y la posibilidad, de vez en cuando, de disfrutar de un descanso «dulce», la he denominado plan serotoninérgico, ya que estimula la producción de serotonina, más cono-

113

cida como la hormona de la felicidad o del bienestar. En realidad, también es muy importante para adelgazar, ya que proporciona una sensación de satisfacción y saciedad.

Los principios básicos

El plan serotoninérgico está inspirado en el modelo nutricional más popular y quizá incluso más apreciado: el de la dieta mediterránea. Creada por el fisiólogo estadounidense Ancel Keys en el siglo pasado (y descrita en el libro, escrito con su esposa Margaret, *Coma bien y consérvese sano*), es mucho más que una dieta en sentido estricto: es un estilo de vida, un modo de ser completo, todavía muy vigente hoy, hasta el punto de que fue reconocido como patrimonio inmaterial de la humanidad por la UNESCO (Organización de las Naciones Unidas para la Educación, la Ciencia y la Cultura) en 2010.

Pero vayamos a los principios básicos de este régimen dietético.

La simplicidad. El plan serotoninérgico se basa en una alimentación pobre y muy saludable, mayoritariamente de origen vegetal. Hablamos de productos de la tierra (frutas y verduras frescas, preferentemente de temporada), pero también de productos lácteos, como leche, quesos frescos y yogures, así como de cereales (especialmente integrales). Un papel muy importante lo juega el aceite de oliva virgen extra, principal, si no único condimento incluido en los menús, tanto para cocinar como en crudo.

La sostenibilidad. El plan nutricional planificado respeta el medio ambiente en todos sus aspectos. De hecho, considera la estacionalidad en el consumo (los alimentos incluidos varían según la época del año), el uso de productos locales (reduciendo costes y consumo energético para el transporte de mercancías), pero también la crononutrición (tiene en cuenta el momento del día en el que se ingiere un determinado alimento, *véase* el capítulo 12).

La sociabilidad. Hoy en día, estar juntos es un elemento que se descuida en la manera de comer, pero es fundamental. La convivencia añade calidad a los momentos de las comidas, favoreciendo también la digestión y la absorción.

La serotonina

En el centro de este patrón dietético se encuentra la serotonina. Descubierta en 1935 por Vittorio Erspamer, que la aisló en la mucosa intestinal, debe su nombre a Maurice Rapport e Irvine Page, quienes acuñaron el término en 1948, combinando la palabra latina *serum* y el vocablo griego *tonik*, en referencia a sus propiedades de vasoconstricción.

Conocida como la hormona del buen humor, la serotonina tiene una función importante en el control del peso porque ayuda a anticipar la sensación de saciedad, permitiendo aumentar la distancia entre una comida y otra.

Es un neurotransmisor que tiene receptores en muchos órganos de nuestro cuerpo (cerebro, tracto gastrointestinal, pulmones, riñones, plaquetas): el 95 por 100 es sintetizado por las células del intestino (llamadas «enterocromafines») y el 5 por 100 por las neuronas cerebrales. De hecho, regula la motilidad del intestino de manera constante.

Conviene recordar otras funciones importantes de esta hormona: influye en el ritmo sueño-vigilia (es precursora de la melatonina), alivia la ansiedad, combate los dolores de cabeza.

Cómo llenarse de serotonina. Para aumentar su nivel en la sangre es necesario incluir en la dieta alimentos ricos en triptófano, que es su precursor (de hecho, el nombre científico de la serotonina es 5-hidroxitriptamina, 5-HT). Ya he hablado de ello en el apartado dedicado a las proteínas (capítulo 4): es un aminoácido esencial presente en muchos alimentos, pero para que esto pueda superar la barrera hematoencefálica y llegar al cerebro no debe entrar en conflicto con los demás aminoácidos.

En primera posición están los plátanos, dátiles y mangos, que hay que dosificar porque son más calóricos que otras frutas. Lo mismo ocurre con el chocolate.

El triptófano también se encuentra en legumbres, frutos secos, semillas de girasol, sésamo y calabaza, cereales, huevos, todo tipo de carnes blancas y rojas, pescados y mariscos.

Una estrategia para allanar el camino para el triptófano y producir serotonina es combinar alimentos ricos en él con un carbohidrato. De hecho, algunos estudios han demostrado que un plato de legumbres junto con un cereal, por ejemplo arroz, permite que el compuesto llegue más fácilmente al cerebro: los carbohidratos estimulan la liberación de insulina, lo que favorece la entrada de aminoácidos en las células musculares, con la excepción del triptófano que, al no tener competidores, puede llegar a su destino sin problemas.

Para favorecer la producción de serotonina también en el intestino, reequilibrando la flora bacteriana, conviene combinar alimentos ricos en triptófano con aquellos ricos en fibra (como manzanas y alcachofas) y bacterias probióticas (presentes en el kéfir o el chucrut).

El deporte es fundamental. Y luego está la actividad física, otra herramienta útil para producir serotonina: en quienes practican deporte de manera regular (especialmente actividades aeróbicas y al aire libre), los músculos explotan los aminoácidos para producir energía, pero sobre todo usan los de cadena ramificada, ahorrando triptófano que, convertido en serotonina, puede llegar a la zona del cerebro y realizar su acción anorexigénica y antidepresiva.

Cómo organizar las comidas

El plan serotoninérgico proporciona una dieta alimentaria basada en la pirámide mediterránea, aunque en los menús individuales encontrarás indicaciones más específicas y modificaciones moduladas en función de las calorías diarias.

En la base de la pirámide se ven las cosas que hacer cada día, que son (¡o más bien deberían ser!) las bases de nuestro estilo de vida: una correcta hidratación (beber 1,5 o 2 litros de agua al día); consumo de frutas y verduras de temporada; ejercicio físico regular (*fitness* o actividades recreativas al aire libre); y la convivencia y compartir lo que se come, porque son, a su vez, parte del concepto de «vida sana».

En el primer escalón, muy grande, justo encima de la base, están los alimentos que siempre deben incluirse en las comidas principales: se trata de verduras frescas, por tanto, frutas y verduras de temporada, y cereales, como pan, pasta, arroz, cuscús y otros (especialmente integrales).

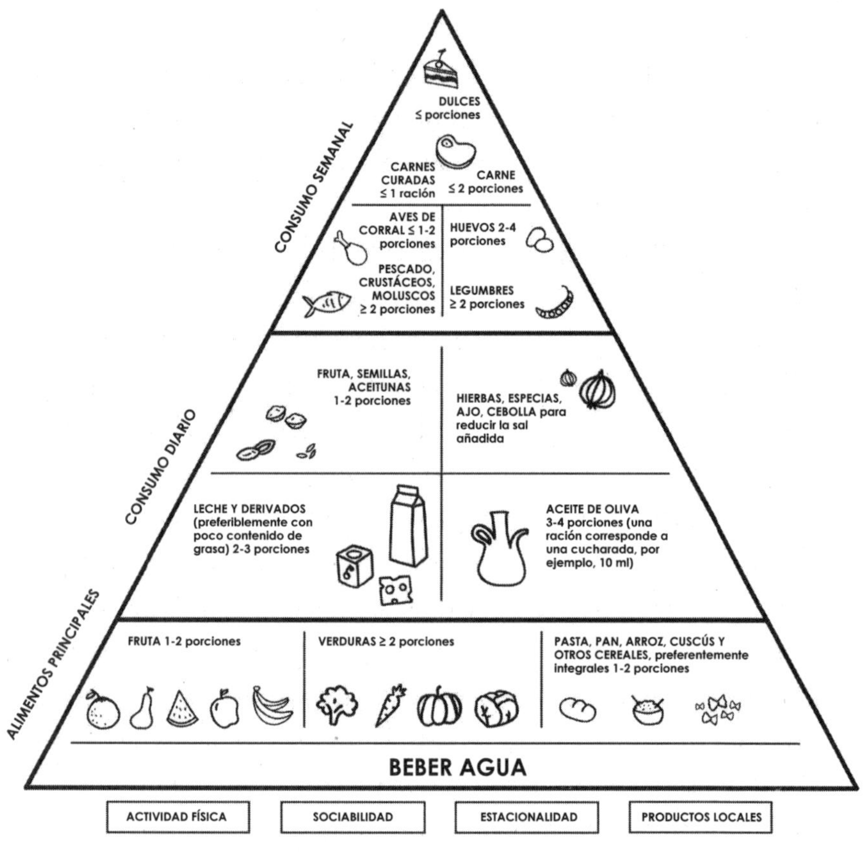

En la franja central de la pirámide encontramos los alimentos a consumir cada día: leche y productos lácteos, preferentemente bajos en grasa; aceite de oliva virgen extra; hierbas, especias, ajo y cebolla para limitar el consumo de sal; frutos secos, semillas y aceitunas.

Los alimentos a consumir con menor frecuencia a lo largo de la semana se sitúan en los escalones más altos: se trata de pescados, crustáceos y moluscos; carnes blancas (aves de corral); huevos y legumbres.

Más arriba están los alimentos que hay que limitar: carnes rojas y carnes procesadas (embutidos, salchichas, carnes enlatadas).

Finalmente, en la cima de la pirámide, se encuentran los dulces, los productos de repostería y todos aquellos que contienen mucho azúcar, que hay que consumir en la menor cantidad posible.

Gran parte del aporte energético de la dieta mediterránea está en los hidratos de carbono no refinados (entre un 55 por 100 y un 60 por 100): están contenidos en alimentos de bajo índice glucémico, como cereales integrales y legumbres, mientras que el aporte de azúcares (entendidos como hidratos de carbono simples) es menor del 10 por 100.

Las grasas representan aproximadamente del 30 por 100 al 35 por 100 de las calorías diarias y están representadas principalmente por grasas monoinsaturadas (MUFA, *Mono-Unsaturated Fatty Acids*, 19 por 100), seguidas de ácidos grasos saturados (SFA, *Saturated Fatty Acids*, 9 por 100) y ácidos grasos poliinsaturados (PUFA, *Poly-Unsaturated Fatty Acids)*, ácidos, 5 por 100). La principal fuente de grasa es el aceite de oliva virgen extra, seguida de la leche y los quesos frescos, además del pescado.

En cuanto a las proteínas, en esta dieta están presentes en cantidades reducidas (alrededor del 15 por 100): son preferibles las de origen vegetal, y las de origen animal (pescado, cortes magros de carne, huevos y productos lácteos) deberían representar días alternativos durante la semana.

Por último, el plan dietético garantiza un buen aporte de sustancias antioxidantes (betacaroteno, tocoferoles, vitaminas A y E, polifenoles) y también minerales, como calcio, magnesio y potasio.

¿Cómo se hace con el vino? Sería mejor evitarlo (recuerda que son calorías vacías), pero si realmente no puedes prescindir de él, no más de una copa, como máximo dos copas a la semana.

Los efectos sobre el peso

Aunque no tiene un efecto inmediato en la báscula, esta dieta se hace sentir (y ver) en los centímetros de la cintura. Siguiendo el plan, que mantiene la presencia de hidratos de carbono en el programa pero a un nivel reducido (con una mínima parte de azúcares simples), se consigue la condición óptima para eliminar la grasa depositada alrededor de las vísceras. En cuatro semanas ya puedes tener 34 centímetros menos. Por supuesto, depende del punto de partida: cuanta más grasa haya que perder, más notorio será el cambio.

La circunferencia de cintura reducida es un parámetro esencial para disminuir el riesgo cardiovascular; de hecho, la grasa visceral que se acumula precisamente en esa zona es la más inflamatoria.

Recomendaría esta dieta a cualquier persona que tenga menos de 5 kilos que perder, que pueden desaparecer en unos meses, siempre y cuando realice actividad física. El paso 1 implica de 1000 a 1100 calorías por día y puede mantenerse durante cuatro a ocho semanas (dependiendo del peso y la edad del sujeto); se puede repetir varias veces durante el año. El paso 2 (de 1200 a 1500 calorías por día) también puede considerarse una dieta de mantenimiento.

El intestino te lo agradece. Los beneficios del plan serotoninérgico para la salud se destacan en el sistema digestivo, en particular en el intestino, donde se sintetiza la mayor parte de la serotonina.

Además, la proporción de lípidos prevista por el plan dietético contiene una buena parte de grasas vegetales, en particular derivadas del aceite de oliva virgen extra, pero también de aceites mixtos de semillas o de cacahuete prensados en frío de calidad: estas grasas poliinsaturadas tienen un efecto protector contra el endotelio venoso.

Además, la riqueza en fibra juega un papel importante en la digestión de grasas y azúcares, no sólo en el control de los picos de azúcar en sangre, sino también porque ejerce una acción directa sobre la microbiota intestinal, aumentando la producción de cuerpos cetónicos antiinflamatorios.

El plan nutricional

El plan serotoninérgico consta de dos pasos, que pueden seguirse uno tras otro o modularse según las necesidades de pérdida de peso: por ejemplo, el primer paso puede durar de una a dos semanas hasta ocho. El segundo paso es el mantenimiento.

La lista de la compra

A continuación, presentamos una lista de alimentos entre los que elegir para construir los menús diarios del primer y segundo paso.

Alimentos permitidos

- Pasta (integral o no), arroz (sancochado, integral o venere).
- Cebada, espelta, cuscús, trigo sarraceno (posiblemente integral).
- Quinoa, amaranto.
- Pan común, integral, de centeno.
- Galletas integrales.
- Cereales integrales inflados (ni maíz ni arroz).
- Legumbres (judías, habas, guisantes, garbanzos, lentejas).
- Huevos.
- Carnes blancas (pollo, pavo).
- Pescado (bacalao, salmonete, merluza, lubina, boquerones, dorada, salmón, pargo, rodaballo, cazón, pulpo, calamar, sepia, almejas, cangrejos, gambas, atún, salmón y caballa en conserva al natural).
- Verduras (todas, a ser posible de temporada).
- Fruta (toda, a ser posible de temporada, excepto la incluida en los alimentos a moderar).
- Frutos secos.
- Leche semidesnatada, yogur desnatado.
- Leches vegetales sin azúcar (avena, arroz, almendras).
- Quesos reducidos en grasa (robiola, Burgos, feta, ricotta), mozzarella.
- Aceite de oliva virgen extra.
- Té, café, infusiones.

Alimentos prohibidos

- Dulces y snacks industriales.
- Quesos grasos, con un porcentaje superior al 20 por 100 (como el provolone, el emmental).

- Salami, mortadela.
- Carne en conserva, salchichas de Frankfurt.
- Bebidas carbonatadas, azucaradas, zumos de frutas con azúcares añadidos.
- Leche de soja.
- Licores alcohólicos.

Alimentos a consumir moderadamente
- Patatas.
- Embutidos (jamón cocido o ibérico, fuet, salchichón).
- Carnes rojas (ternera, cerdo, caza).
- Quesos curados.
- Mantequilla.
- Frutas: plátanos, higos, uvas, caquis, frutas exóticas (como dátiles, papaya).
- Vino (la menor cantidad posible, pero permitido sólo en el segundo paso).
- Chocolate negro.
- Postres frescos (repostería casera o artesanal).

La configuración del menú

Antes de empezar, aquí tienes algunos datos a tener en cuenta para seguir correctamente el plan dietético. Como verás, propongo menús muy esquemáticos, para que todos tengan la oportunidad de deambular por la lista de alimentos incluidos en el plan serotoninérgico.

Las legumbres. Por legumbres absolutas me refiero a legumbres mixtas, pero no asociadas a otros alimentos. Se pueden preparar de varias maneras: en forma de *velouté*, sopa o guisado. Si se desea, se pueden combinar con algunas verduras, por ejemplo, en combinaciones como judías y escarola, garbanzos y espinacas, lentejas y calabacines.

La pasta. En cualquier menú, la pasta de sémola industrial o integral se puede sustituir por arroz integral, cebada, espelta, cuscús, quinoa, trigo sarraceno o amaranto.

Las verduras. Todas las verduras y hortalizas se pueden elegir libremente (y en las cantidades que se deseen), excepto las patatas, que contienen almidón. Éstas se pueden servir de forma esporádica, pero siempre como sustitutivo de la pasta o del pan. También pueden utilizarse en una ensalada mixta con legumbres y verduras (por ejemplo, patatas cocidas frías, judías verdes, cebollas y judías blancas), evitando el pan integral.

La fruta. La que se incluye en la dieta es de temporada, pero hay que elegirla de la lista de alimentos permitidos. En cuanto a las cantidades, puedes ajustarlas de la siguiente manera:

- Fruta de invierno (menos azucarada): 100 gramos.
- Fruta de verano (más azucarada): 60 gramos.

Advertencia: en los alimentos a consumir moderadamente encontramos plátanos, uvas, higos, caquis y frutas exóticas. Son ricos en azúcares y bajos en fibra vegetal, por lo que sólo deben consumirse de vez en cuando y en cantidades nunca superiores a los 100 gramos por ración (en cuanto a los dátiles, es mejor no superar los 80 gramos).

El pan. El pan integral, de trigo o de centeno, se puede sustituir por *friselle* y similares (en el primer paso), o incluso por pasta y semejante (en el segundo paso).

Para condimentar. Dos cucharadas de aceite de oliva virgen extra a lo largo del día.

Cada día

Aceite de oliva virgen extra: una cucharada por cada comida (unos 10 g).
Productos integrales: una o dos raciones (comida principal).
Verduras: dos o más raciones (comida principal).
Fruta: una ración (comida principal).
Frutos secos: una ración.
Leche semidesnatada: una ración.

Semanalmente

Legumbres: tres raciones.
Pescado: tres raciones.
Huevos: una ración.
Carnes magras (preferiblemente aves): dos raciones.
Carnes rojas: una ración.
Productos lácteos bajos en grasa: una ración.

Esporádicamente

Embutidos: dos veces al mes como máximo.
Patatas: tres veces al mes como máximo (sustituyendo la pasta o el pan en esa comida).
Dulces: una vez al mes como máximo.

PRIMER PASO

De 800 a 1000 calorías
Las porciones
Pasta o similar: 50 g.
Pan integral o similar: 40 g.

Huevos: 1.

Carne roja: 150 g.

Carne blanca: 200 g.

Pescados y mariscos: 250 g.

Atún o salmón enlatados al natural: 80 g (a menudo lo mismo que una lata).

Jamón crudo o cocido, salchichón: 60 g.

Queso desnatado (menos del 20 por 100 de grasa): 80 g.

Mozzarella o fiordilatte: 100 g.

Ricotta, requesón, stracchino: 130 g.

Legumbres frescas o cocidas (judías, habas, guisantes) 150 g.

Legumbres secas (garbanzos y lentejas) 50 g.

Nota: cuando se consumen legumbres con cereales se deben respetar las siguientes proporciones:

- Pasta o similar: 25 g + legumbres secas 25 g.
- Pasta o similar: 25 g + legumbres frescas o enlatadas escurridas 50 g.

La semana modelo

Desayuno (todos los días)

Una o dos tazas de café o té o infusiones sin azúcar (o con edulcorante); como alternativa, una taza de leche semidesnatada (100 ml).

3 galletas integrales, o 30 g de pan integral o de centeno, o 30 g de cereales integrales inflados (ni maíz ni arroz).

Aperitivo (todos los días)
1 yogur desnatado (a ser posible con media pieza de fruta),
o 1 fruta de temporada.

Merienda (todos los días)
Crudités (ramas de hinojo y/o apio) al gusto, o 15 g de frutos secos (3 nueces o 10 almendras peladas o 10 cacahuetes sin sal y con cáscara).

Lunes
Almuerzo
Una ración de legumbres.
Guarnición de verduras, crudas o cocidas.
Fruta de temporada.

Cena
Pescado.
Guarnición de verduras, crudas o cocidas.
Pan integral.

Martes
Almuerzo
Minestrone (con una cucharadita de queso rallado).
Acompañamiento de verduras, crudas o cocidas.
Fruta de temporada.

Cena
Huevos (duros, pasados por agua, fritos, escalfados).
Guarnición de verduras, crudas o cocidas.
Pan integral.

Miércoles
Almuerzo
Una ración de carne magra (blanca).
Acompañamiento de verduras, crudas o cocidas.
Fruta de temporada.

Cena
Una ración de pescado.
Guarnición de verduras, crudas o cocidas.
Pan integral.

Jueves
Almuerzo
Una ración de legumbres.
Acompañamiento de verduras, crudas o cocidas.
Fruta de temporada.

Cena
Una ración de carne magra (roja).
Acompañamiento de verduras, crudas o cocidas.
Pan integral.

Viernes
Almuerzo
Minestrone (con una cucharadita de queso rallado).
Guarnición de verduras, crudas o cocidas.
Fruta de temporada.

Cena
Una ración de queso desnatado.
Pan integral.
Guarnición de verduras, crudas o cocidas.

Sábado
Almuerzo
Pasta con legumbres.
Guarnición de verduras, crudas o cocidas.
Fruta de temporada.

Cena
Una ración de carne magra (blanca).
Guarnición de verduras, crudas o cocidas.
Pan integral.

Domingo
Almuerzo
Pasta con verduras (o condimentada como desees: tomate o
    pesto).
Guarnición de verduras, crudas o cocidas.
Fruta de temporada.

Cena
Una ración de pescado.
Guarnición de verduras, crudas o cocidas.
Pan integral.

SEGUNDO PASO

De 1200 a 1500 calorías

Las porciones

Pasta o similar: 70 g.

Pan integral o similar: 60 g.

Huevos: 2.

Carne roja: 150 g.

Carne blanca: 200 g.

Pescados y mariscos: 250 g.

Atún o salmón enlatado al natural: 80 g (a menudo lo mismo que una lata).

Jamón, crudo o cocido, salchichón: 100 g.

Queso desnatado (menos del 20 por 100 de grasa): 150 g.

Mozzarella o fiordilatte: 150 g.

Ricotta, requesón, stracchino: 200 g.

Legumbres frescas o cocidas (judías, habas, guisantes): 200 g.

Legumbres secas (garbanzos y lentejas): 80 g.

Nota: cuando se consume legumbres con cereales se deben respetar las siguientes proporciones:

- Pasta o similar 50 g + legumbres secas 50 g.
- Pasta o similar 50 g + legumbres frescas o enlatadas y escurridas 100 g.

La semana modelo

Desayuno (todos los días)

Una taza de leche semidesnatada (100 ml) o leche vegetal sin azúcares añadidos (sin soja).

3 galletas integrales, o 30 g de pan integral o de centeno, o
30 g de cereales integrales inflados (ni maíz ni arroz).

Merienda (todos los días, si se desea)
1 yogur desnatado o griego (a ser posible, añadir media
pieza de fruta).

Merienda (todos los días, si se desea)
Crudités (ramas de hinojo y/o apio) al gusto, o 15 g de frutos secos (3 nueces, o 10 almendras sin cáscara, o 10 cacahuetes sin sal y con cáscara)

Lunes
Almuerzo
Pasta con legumbres.
Acompañamiento de verduras, crudas o cocidas.
Fruta de temporada.

Cena
Una ración de pescado.
Guarnición de verduras, crudas o cocidas.

Martes
Almuerzo
Ensalada fría de legumbres y verduras cocidas o crudas.
Pan integral.
Fruta de temporada.

Cena
Huevos (duros, fritos o pasados por agua).
Guarnición de verduras, crudas o cocidas.

Miércoles
Almuerzo
Pasta con verduras.
Acompañamiento de verduras, crudas o cocidas.
Fruta de temporada.

Cena
Una ración de carne magra (blanca).
Guarnición de verduras, crudas o cocidas.

Jueves
Almuerzo
Ensalada fría de legumbres y verduras, cocidas o crudas.
Pan integral.
Fruta de temporada.

Cena
Una ración de pescado.
Guarnición de verduras, crudas o cocidas.

Viernes
Almuerzo
Pasta con verduras.
Guarnición de verduras, crudas o cocidas.
Fruta de temporada.

Cena
Una ración de carne magra (blanca o roja).
Guarnición de verduras, crudas o cocidas.

Sábado
Almuerzo
Ensalada fría de legumbres y verduras, cocidas o crudas.
Pan integral.
Fruta de temporada.

Cena
Quesos bajos en grasa.
Guarnición de verduras, crudas o cocidas.

Domingo
Almuerzo
Pasta con condimento de tu elección (tomate; pesto; ajo, aceite y guindilla).
Guarnición de verduras, crudas o cocidas.
2 piezas de chocolate amargo.

Cena
Una ración de pescado.
Guarnición de verduras, crudas o cocidas.

Lo que dice la comunidad científica

El plan serotoninérgico, basado en el modelo mediterráneo, está ampliamente aprobado por la comunidad científica y no tiene contraindicaciones particulares. De hecho, la versión con más calorías del segundo paso podría adoptarse como un programa básico durante toda la vida.

Sus características altamente antiinflamatorias, ligadas al uso de aceite de oliva virgen extra y a la gran proporción de verduras presentes en los menús, hacen que este tipo de dieta también se recomiende a los pacientes con cáncer: en este caso, sin embargo, los carbohidratos podrían reducirse, de acuerdo con el médico.

La dieta mediterránea. El modelo dietético del Mare Nostrum ha sido probado a lo largo del tiempo más que cualquier otro protocolo nutricional a partir del primer estudio de Ancel Keys, considerado pionero en el análisis del desarrollo de enfermedades cardiovasculares en relación con la dieta.

Más protección para el corazón. Iniciado en 1956, el Estudio de los Siete Países implicó a dieciséis grupos de hombres (cohortes) de edades comprendidas entre cuarenta y cincuenta y nueve años (para un total de 12.770 habitantes) en siete países (Italia, Grecia, la antigua Yugoslavia, Finlandia, Estados Unidos, Países Bajos y Japón). El objetivo era observar poblaciones con diferentes tradiciones alimentarias y estilos de vida y relacionar estos dos aspectos con la incidencia de enfermedades coronarias. Gracias al análisis de los datos recopilados (basados en mediciones periódicas realizadas durante más de veinte años), se pudo demostrar que factores de riesgo como los niveles elevados de colesterol en sangre y la hipertensión arterial se asocian a un aumento de los casos de infarto e ictus.

El Estudio de los Siete Países fue el primer estudio epidemiológico internacional que atribuyó al colesterol el papel de factor predictivo del riesgo cardiovascular, demostrando cómo en los países que seguían el modelo dietético mediterráneo, rico en verduras frescas, aceite de oliva, cereales y pescado, la incidencia de enfermedades cardíacas era inferior que en aquellos que favorecían el consumo de carne, productos lácteos y grasas saturadas en su dieta (Estados Unidos y Finlandia).

Hasta ese momento se desconocía la importancia del colesterol en la salud, tanto es así que Ancel Keys fue apodado a partir de entonces «Míster colesterol», ganándose la portada de *Time* por el valor de sus observaciones científicas.

En las décadas siguientes continuaron los estudios sobre el tema, confirmando la importancia de este tipo de dieta para proteger la salud del corazón y del sistema circulatorio. Entre ellos recordamos PREDIMED, un estudio controlado aleatorio, publicado en 2014 (y reeditado en 2018), que en cinco años observó una muestra de 7447 participantes de entre cincuenta y cinco y ochenta años que seguían la dieta mediterránea como herramienta de prevención: el efecto fue una reducción del 30 por 100 en los eventos cardiovasculares.

Publicaciones posteriores también han demostrado otros beneficios para la salud, como una disminución del riesgo de diabetes tipo 2 y una reducción del deterioro cognitivo.

Un arma extra contra la diabetes. El plan serotoninérgico puede ser una herramienta válida, no sólo para la prevención, sino también para el apoyo a los pacientes con diabetes tipo 2. Con este plan nutricional, de hecho, se actúa sobre el control de la glucemia y la resistencia a la insulina.

Se trata de un problema que está aumentando rápidamente, en especial en la población joven, no sólo porque los jóvenes hacen poco ejercicio, sino también porque son víctimas de la contaminación ambiental (el uso de plásticos y sus derivados), que puede afectar al funcionamiento del receptor de la insulina. Este fenómeno, lamentablemente en expansión, va acompañado de una serie de patologías, entre ellas la obesidad juvenil y el síndrome del ovario poliquístico en mujeres jóvenes.

Estudios recientes muestran que la dieta mediterránea mejora los niveles de azúcar en sangre en pacientes con diabetes tipo 2, lo que lleva a la remisión de la enfermedad en el 15 por 100 de los casos. Por supuesto, se necesita tratamiento, la dieta no es suficiente, pero sigue desempeñando un papel fundamental en el control de los niveles de azúcar en sangre.

Contra los tumores. ¿La dieta mediterránea también protege contra el cáncer? La respuesta es sí, refiriéndose a todos los tipos de cáncer, pero en particular a los del tracto gastrointestinal, de mama, de próstata y algunos tumores de tiroides. Este efecto se debe a su fuerte acción antiinflamatoria, sobre la que existen numerosas publicaciones científicas.

Las preguntas de mis pacientes

¿Puedo permitirme un dulce de vez en cuando?
Es una pregunta que siempre me hace sonreír, sobre todo porque tiene no una, sino mil respuestas diferentes. Depende de quién me pregunte: su edad, su peso, sus condiciones de salud y cuánta actividad física practica. De hecho, a partir de estos datos se modula la respuesta. En general, podríamos decir que, si sigues el plan serotoninérgico para perder algunos kilos y al mismo tiempo haces deporte con asiduidad, una vez al mes puedes regalarte un postre (de re-

postería o casero), al menos en la fase más restrictiva del primer paso: por eso incluí este artículo en los alimentos a consumir con moderación. Luego, pasando a la más calórica de mantenimiento, si se ha alcanzado el peso ideal, podrás hacer algunas cosas más, ¡pero sin interrumpir nunca el movimiento!

En cuanto a los edulcorantes es mejor no abusar de ellos. Si realmente no puedes beber infusiones o tés sin azúcar, limita mucho la cantidad y decántate, si te gusta el sabor, por edulcorantes de origen vegetal, como la estevia.

¿Realmente tengo que dejar las frituras?
Sé bien que forma parte integrante de muchas recetas tradicionales mediterráneas y que para nosotros, los italianos, suele ser indispensable, ¡pero no se puede pretender que forme parte de un plan de adelgazamiento! Yo diría que una buena alternativa es freír al aire, con los electrodomésticos nuevos: mantiene el sabor y la textura crujiente, y reduce calorías.

¿Cómo se debe dosificar la mantequilla
en el programa?
En el plan serotoninérgico no está completamente prohibida; de hecho, se incluye en los alimentos que deben consumirse de manera moderada. No es tanto una cuestión de calorías, que son más o menos las mismas que las del aceite de oliva virgen extra, sino más bien una cuestión de salud. La mantequilla es un alimento de origen animal, por tanto, rico en grasas saturadas, perjudiciales para el sistema cardiovascular y para el hígado. Son inconvenientes que, como bien sabemos, el aceite de oliva virgen extra no presenta.

10

El plan de la leptina

Fomentar el ayuno entre comidas

Hormona protagonista: leptina

El plan de la leptina aprovecha la hormona de la saciedad y, por tanto, pretende, con su armonía de ingredientes, reducir el hambre, silenciando el estómago y favoreciendo las pausas de ayuno entre una comida y otra. Puede ser una alternativa válida al plan serotoninérgico, especialmente para quienes siguen una dieta vegetariana, sin carnes ni pescados, o quieren seguirla durante un tiempo.

Un plan vegetariano

Por razones éticas, religiosas, medioambientales o de salud, la dieta *green*, en todas sus variantes, es, sin duda, la que más ha prevalecido en los últimos veinte años.

En el mundo se estima que hay ochocientos millones de vegetarianos y cien millones de veganos, y que en conjunto representan el 14 por 100 de la población global.

Si lees las estadísticas basadas en datos de Google Maps, en Italia, por ejemplo, la población vegetariana está creciendo, considerando que entre diciembre de 2021 y el mismo mes de 2022 las búsquedas de restaurantes veganos aumentaron un 40 por 100, con picos más altos en Milán y Roma.

El vegetarianismo incluye muchos modelos de alimentación. También existen versiones flexibles, que en Estados Unidos se agrupan bajo el paraguas de la dieta flexitarista, en la que la cantidad de carne se reduce o elimina sólo parcialmente. El plan de la leptina se basa en el modelo lacto-ovo-vegetariano. Pero aquí están todos los tipos en detalle.

Versiones flexibles

- Semivegetariana: se come carne y pescado menos de una vez por semana pero más de una vez al mes, por lo que en la práctica es un régimen que limita pero no excluye.
- Pescovegetariana: se consumen productos marinos, lácteos y huevos, pero no aves ni carnes rojas (se trata de un estilo de alimentación muy similar al del modelo mediterráneo).

Versiones vegetarianas

- Lacto-ovo-vegetariana: además de los productos mencionados anteriormente, también se eliminan de la tabla el pescado y sus derivados, pero se permiten los huevos y los lácteos.
- Lacto-vegetariana: además de las exclusiones del plan anterior, no incluye huevos.

- Ovo-vegetariano: a diferencia del anterior, incluye los huevos, excluyendo la leche y sus derivados.
- Vegano: excluye de la dieta todo lo que sea de origen animal (incluida la miel producida por las abejas).

Los principios básicos

El plan de la leptina se basa en la ausencia total de carne y pescado. Incluye en la dieta una mayor variedad de alimentos a elegir como fuente proteica y un componente vegetal muy rico, que aumenta la sensación de saciedad, favoreciendo la pérdida de peso y contribuyendo al bienestar del medio ambiente.

Un programa basado en vegetales. Las verduras, frutas y legumbres aportan mucha fibra (que las fuentes animales no tienen) y no aportan colesterol (no lo tienen). Sin embargo, en el programa semanal están incluidos los huevos, la leche y sus derivados.

Echarle una mano al planeta. Una dieta basada en vegetales sin duda permite reducir la contaminación, disminuyendo las emisiones de dióxido de carbono equivalente (se estima que la caída es del 63 por 100 con una dieta vegetariana y del 70 por 100 con una vegana). Además, la cría de animales requiere en promedio un mayor uso de agua y produce más gases de efecto invernadero que los cultivos agrícolas.

La leptina

Su nombre ya dice mucho, porque la palabra «leptina» deriva del griego *leptos*, que significa «esbelto». Esta hormona juega un papel fundamental en la regulación del apetito y del equilibrio energético. Se produce principalmente por el tejido adiposo, en particular se libera de la grasa subcutánea del abdomen, alcanzando su pico máximo a las 4 de la mañana, mientras que el momento de mínima producción es durante la tarde.

La leptina, antagonista de la grelina, la hormona del hambre, es secretada en mayor cantidad por las mujeres que por los hombres y sus niveles en sangre son proporcionales a la cantidad de grasa en el cuerpo. Por tanto, cuanta más grasa tenemos, más leptina hay en nuestro organismo: envía la señal al cerebro de que la grasa presente es suficiente y que no debemos introducir otros alimentos, bloqueando el apetito.

Esta hormona es sensible a la liberación de insulina: por lo tanto, después de una comida predominantemente de carbohidratos, el aumento en los niveles de insulina hace que se incremente el nivel de leptina, generando sensación de saciedad. Es el principio en el que se basa el plan de la leptina, en el que los hidratos de carbono no sólo se encuentran en los cereales, sino también en las frutas y legumbres.

Por desgracia, las personas con sobrepeso tienen una resistencia a la señal de la leptina y, por lo tanto, no perciben la sensación de saciedad como deberían. Deben, por tanto, controlar su umbral de hambre de forma «voluntaria», porque el sistema está alterado y la señal de leptina (a pesar de producirse en la cantidad adecuada o incluso mayor) no funciona.

Los efectos sobre el peso

La leptina es la hormona que permite a los humanos, pero también a los animales, mantener un peso corporal constante, lanzando una especie de señal metabólica que dice: «La comida es suficiente, no tienes que comer más». En condiciones óptimas, si la hormona funciona bien, el peso no fluctuará más del 5 por 100. ¡Por eso es tan importante!

Muchas investigaciones realizadas en ratas de laboratorio han dado lugar a estudios en humanos que analizan la acción de la leptina como tratamiento contra la obesidad (*Nutrients*, 2019). En la dieta descrita en estas páginas, la producción de leptina es estimulada por la presencia limitada pero constante de carbohidratos en el menú, favoreciendo así la reducción de peso y la disminución de la masa grasa. Siguiendo este plan hipocalórico, al cabo de unas semanas ya se pueden observar resultados satisfactorios, sobre todo si se realiza actividad física regular, que también estimula la liberación de otra hormona anorexigénica, el péptido YY.

También la elevada cantidad de fibra, presente en las verduras que abundan en esta dieta, potencia el efecto saciante de las comidas y hace que el plan de la leptina sea eficaz para perder peso.

Cómo organizar las comidas

Para el plan de la leptina propongo una semana típica con bajo aporte calórico, con un buen equilibrio entre carbohidratos complejos, fuentes de proteínas y una cantidad limitada de grasas. Las verduras son las protagonistas, no sólo en forma de hortalizas, sino también de fruta, a ser posible de temporada. Los aperitivos actúan como un calmante indispensable para el hambre.

Dar paso a las legumbres. La mayoría de las proteínas incluidas en este régimen proceden de las legumbres, que, sin embargo, no contienen todos los aminoácidos esenciales; por ello es importante combinarlas adecuadamente con cereales, que compensan este déficit. En concreto, mientras los primeros son ricos en lisina, los demás contienen cisteína y metionina. Para hacernos una idea del aporte proteico de esta categoría de alimentos, basta pensar que 100 gramos de legumbres contienen de 17 a 25 gramos de proteína, y que el porcentaje es mayor en las habas y la soja.

Las legumbres pueden combinarse (por ejemplo, judías y escarola, garbanzos y espinacas, lentejas y calabacines) o preparar una sopa mixta de legumbres, para acompañar con 30 gramos de pan o similar.

Las ensaladas frías que mezclan legumbres y verduras son sabrosas y muy saciantes. A continuación, se muestran algunos ejemplos: garbanzos, rúcula y tomates cherry; repollo morado y judías cannellini; garbanzos, calabacines asados y cebolla roja; lentejas, espinacas y valeriana; judías negras, pimiento verde crudo, tomates cherry y cebolla; guisantes, pimientos crudos y maíz; judías y escarola; garbanzos y espinacas; lentejas y calabacines cortados en juliana; judías blancas, pepinos, tomates y lechuga.

Tofu y seitán. El tofu y el seitán, dos alimentos generalmente muy familiares para quienes siguen una dieta vegetariana, entran en el régimen leptínico.

El tofu, rico en proteínas y bajo en calorías, se considera el «queso» vegetal porque se elabora a partir de jugo de soja cuajado: actualmente presente en las estanterías de todos los supermercados, se encuentra fresco o en conserva y se presta a diversas recetas. Ahora también existe una alternativa al clásico: se trata del tofu de cáñamo, que en comparación con el primero tiene mayor cantidad de fibra.

El seitán, por su parte, procede del gluten de trigo integral, cocido en un caldo de alga kombu y salsa de soja. Rico en proteínas, muy saciante, bajo en grasas y azúcares, se define como la «carne» en su versión vegetal.

El alga espirulina. Otro alimento indicado para quienes quieren seguir una dieta basada en vegetales es el alga espirulina, llamada así por su típica forma de espiral. Definida como la reina de las microalgas, es considerada por la Organización Mundial de la Salud un superalimento, disponible comercialmente de diversas formas para enriquecer los platos. Es rica en aminoácidos esenciales y, por tanto, tiene un alto valor proteico (alrededor del 65 por 100), lo que la hace también adecuada para quienes practican deporte: ralentiza la liberación de ácido láctico y favorece la producción de energía durante el esfuerzo intenso.

Además, contiene numerosas grasas insaturadas, las llamadas grasas «buenas» (aquellas capaces de reducir los triglicéridos y el colesterol en sangre), y representa un aporte de vitaminas (A, D, C, E y grupo B) y sales minerales. (calcio, hierro, zinc, potasio y selenio).

Aceite de oliva virgen extra. Condimento principal en el plan de la leptina, el aceite de oliva virgen extra es fundamental en el plan nutricional por sus numerosas propiedades, ligadas sobre todo a la presencia de ácido oleico, que actúa sobre la mucosa intestinal previniendo la inflamación.

Además, es un concentrado de algunas vitaminas (en particular D, A, K y E) y para otras actúa como «extractor», haciéndolas biodisponibles para el organismo: pensemos en el betacaroteno y el licopeno presentes en los tomates, que gracias al aceite de oliva virgen extra se puede absorber mejor y más rápido.

Por último, es rico en polifenoles, con fuerte poder antioxidante, que potencian la elasticidad de las arterias, previniendo la aterosclerosis.

Dos recomendaciones importantes: la primera es no exagerar con las cantidades, porque no está libre de calorías. Por tanto, si llevas un estilo de vida sedentario, no superes las dos cucharadas al día, mientras que si haces deporte, habitualmente puedes llegar a las cinco o seis cucharadas.

Segunda precaución: el aceite debe conservarse en recipientes que no dejen pasar la luz del sol y debe almacenarse por un período que no exceda de doce a dieciocho meses.

Pastas y patatas. Al igual que en el plan serotoninérgico, la pasta puede ser industrial (trigo duro refinado) e integral, y es posible sustituirla por arroz sancochado, arroz integral, arroz Venere, cebada, espelta, cuscús, quinoa, trigo sarraceno, amaranto.

Las patatas sólo deben incluirse de forma esporádica en el menú (una vez cada dos semanas), y siempre como sustitutivo de la pasta. Es mejor comerlas hervidas y frías.

Plátanos, higos y otros. Los plátanos, las uvas, los higos y los caquis sólo deben consumirse de vez en cuando (no más de una vez por semana), porque son ricos en azúcares y bajos en fibra, sin exceder nunca los 100 gramos por ración.

El plan nutricional

La planificación del menú en el plan de la lepticina no es nada complicada: sólo es cuestión de familiarizarse con algunos alimentos que quizá nunca antes hayas probado. Por lo demás, no olvidemos que nuestra tradición incluye ya una cocina con muchos platos enteramente vegetales.

En cuanto a la distribución de nutrientes, entre el 50 por 100 y el 55 por 100 del aporte calórico está compuesto por carbohidratos, entre el 28 por 100 y el 34 por 100 por grasas y entre el 10 por 100 y el 14 por cien por proteínas.

La lista de la compra

A continuación, presentamos los alimentos a elegir para seguir esta dieta, como siempre distribuidos entre alimentos permitidos, alimentos prohibidos y aquellos a incluir con moderación en el menú.

Alimentos permitidos
- Pasta (integral o no), arroz (sancochado, integral, venere).
- Cebada, espelta, cuscús, trigo sarraceno (a ser posible integral).

- Quinoa, amaranto.
- Seitán.
- Pan común, integral, de centeno.
- Galletas integrales.
- Cereales integrales.
- Legumbres (judías, habas, guisantes, garbanzos, lentejas).
- Huevos.
- Verduras (todas, a ser posible de temporada).
- Fruta (toda, a ser posible de temporada, excepto la incluida en los alimentos a consumir moderadamente).
- Frutos secos.
- Leche semidesnatada, yogur griego.
- Leches vegetales sin azúcar (avena, arroz, almendras).
- Quesos bajos en grasa (stracchino, primo sale, crescenza, robiola, ricota, Burgos), mozzarella.
- Tofu.
- Aceite de oliva virgen extra.
- Té, café, infusiones.

Alimentos prohibidos
- Dulces y snacks industriales.
- Quesos grasos, con un porcentaje superior al 20 por 100 (como el provolone, el emmental).
- Carnes en filetes.
- Carne roja.
- Carne blanca.
- Carne en conserva, salchichas de Frankfurt.
- Pescado.
- Bebidas carbonatadas, azucaradas, zumos de frutas con azúcares añadidos
- Licores.

Alimentos a consumir moderadamente

— Patatas.
— Quesos curados (parmesano).
— Hamburguesas vegetales (no más de un par de veces por semana).
— Mantequilla
— Frutas: plátanos, higos, uvas, caquis.
— Chocolate negro (pequeñas cantidades).
— Vino.

Las porciones

Pastas y similares: de 50 a 60 g.
Pan integral o similar: 40 g.
Huevos: 2.
Leche semidesnatada: 150 g, o yogur griego 125 g.
Fruta fresca con bajo contenido en azúcar: 100 g.
Frutos secos: 30 g
Verduras: a voluntad.
Legumbres frescas o cocidas (judías, habas, guisantes): 200 g.
Legumbres secas (garbanzos y lentejas): 80 g.
Tofu: de 120 a 150 g.
Seitán: 100 g.
Hamburguesas vegetales: 150 g.

Nota: cuando se consumen legumbres con pasta se deben respetar las siguientes proporciones:

- Pasta o similar: 40 g + legumbres secas, 60 g.
- Pasta o similar: 40 g + legumbres frescas o enlatadas y escurridas, 150 g.

La semana modelo

De 1000 a 1100 calorías diarias

Desayuno *(todos los días)*
Café o té sin azúcar.
Una taza de leche semidesnatada o vegetal (150 ml), o 1 yogur desnatado.
20 g de cereales integrales, o 30 g de pan de centeno, o 3 tostadas integrales.

Aperitivo *(todos los días)*
1 yogur griego (a ser posible con media pieza de fruta), o fruta de temporada.

Merienda *(todos los días)*
Crudités (ramas de hinojo y/o apio) al gusto, o 15 g de frutos secos (3 nueces, o 10 almendras sin cáscara, o 10 cacahuetes sin sal y con cáscara).

Lunes
Almuerzo
Pasta con legumbres.
Guarnición de verduras, crudas o cocidas.
Fruta de temporada.

Cena
Una ración de tofu.
Guarnición de verduras, crudas o cocidas.
Pan integral.
Fruta de temporada.

Martes
Almuerzo
Una ración de legumbres.
Guarnición de verduras, crudas o cocidas.
Fruta de temporada.

Cena
Queso bajo en grasa.
Pan integral.
Guarnición de verduras, crudas o cocidas.
Fruta de temporada.

Miércoles
Almuerzo
Pasta con verduras o minestrone.
Guarnición de verduras, crudas o cocidas.
Fruta de temporada.

Cena
Una ración de legumbres.
Guarnición de verduras, crudas o cocidas.
Fruta de temporada.

Jueves
Almuerzo
Pasta con legumbres.
Guarnición de verduras, crudas o cocidas.
Fruta de temporada.

Cena

Hamburguesa vegetal.
Guarnición de verduras, crudas o cocidas.
Pan integral.
Fruta de temporada.

Viernes
Almuerzo

Pasta con verduras o minestrone.
Guarnición de verduras, crudas o cocidas.
Fruta de temporada.

Cena

Queso bajo en grasa.
Pan integral.
Guarnición de verduras, crudas o cocidas.
Fruta de temporada.

Sábado
Almuerzo

Una ración de legumbres.
Guarnición de verduras, crudas o cocidas.
Fruta de temporada.

Cena

Una ración de tofu.
Guarnición de verduras, crudas o cocidas.
Pan integral.
Fruta de temporada.

Domingo

Almuerzo

Pasta con condimento de tu elección (tomate, pesto, ajo, aceite y guindilla).

Guarnición de verduras, crudas o cocidas.

2 piezas de chocolate amargo.

Cena

Una ración de legumbres.

Guarnición de verduras, crudas o cocidas.

Fruta de temporada.

Consejos diarios

Para absorber el hierro. La vitamina C ayuda a la asimilación del hierro, por lo que puede ser una estrategia válida condimentar las legumbres o espinacas con guindilla fresca (no seca), con zumo o ralladura de limón, o incluir pimientos crudos en la comida (cuando se cocinan pierden vitamina C), o frutas como kiwis, naranjas o fresas.

Carne, no carne. Aquellos que no estén familiarizados con el tofu y el seitán, deben saber que las posibilidades en la cocina son muchas. El tofu queda bien frito, a la plancha, al horno o marinado (con ajo, aceite de oliva virgen extra, vinagre de manzana y hierbas aromáticas). El seitán, además de frito o a la plancha, es apto para la preparación de albóndigas, guisos y ragú.

El plan de la leptina, respecto a una dieta omnívora, supone una fuerte reducción de la ingesta de grasas totales, grasas saturadas y colesterol, y un aumento significativo de fibra vegetal, carotenoides, vitaminas C y K, folatos, potasio y moléculas bioactivas con propiedades antioxidantes.

Según la Academia de Nutrición y Dietética, las dietas vegetarianas, incluidas las veganas, si se organizan de forma equilibrada, son saludables y adecuadas desde el punto de vista nutricional, y pueden aportar beneficios en la salud y en el tratamiento de determinadas patologías. En particular, algunas, que permiten comer productos lácteos y huevos, son muy similares al modelo mediterráneo.

Mantiene alejada la diabetes. En cuanto a la diabetes de tipo 2, respecto a quienes siguen una dieta omnívora, el riesgo se reduce un 24 por 100 en la dieta flexitariana y un 30 por 100 en la pescetariana, pero el porcentaje se eleva al 46 por 100 en la dieta lacto-ovo-vegetariana (en la que se basa el plan dietético de este libro) y el 49 por 100 en la vegana. Por tanto, me gustaría afirmar que el plan de la leptina, caracterizado por un notable consumo de verduras y alimentos con un bajo índice glucémico, puede tener un efecto positivo en el control de los niveles de azúcar en sangre.

Reduce el colesterol malo. El principio básico está bien establecido: limitar el consumo de carnes rojas, especialmente carnes procesadas, ayuda a reducir el riesgo de enfermedades cardiovasculares y oncológicas. Además, en numerosos estudios se ha visto que una dieta basada en plantas, como la propuesta en este capítulo, conduce a una reducción entre el 7,2 por 100 y el 26,6 por 100 del colesterol total y, en particular, del colesterol «malo», de células pequeñas, LDL. (entre el 8,7 por 100 y el 35 por 100). No tenemos muchos datos sobre el HDL «bueno». Además, esta dieta influye positivamente en el nivel de triglicéridos. Esto asegura que el sistema cardiovascular se beneficie, reduciendo el riesgo de enfermedad isquémica (25 por 100) y de cáncer (8 por 100).

Protege el intestino. El plan de la leptina, al ser rico en vegetales y, por tanto, en fibra, incluye una fuerte proporción de polifenoles (también presentes en el aceite de oliva virgen extra), compuestos que ejercen una acción positiva sobre la microbiota intestinal.

Atención con los omega-3. Los omega-3 de cadena larga se encuentran principalmente en los pescados grasos, como el pescado azul, el salmón o el atún fresco (no enlatado), y son el ácido eicosapentaenoico (EPA) y el ácido docosahexaenoico (DHA). Pero el EPA y el DHA se pueden obtener a partir de la conversión corporal del ácido alfalinolénico (ALA), que es el omega-3 de cadena corta que se encuentra en los alimentos de origen vegetal. Por eso, es importante no olvidar llevar a la mesa buenas fuentes, como semillas de lino, nueces y soja.

Algunos tipos de algas, sin embargo, tienen los mismos ácidos grasos omega-3 que el pescado, los de cadena larga: el alga nori, muy utilizada en la preparación de sushi, y el alga kombu, disponible comercialmente en láminas prensadas o desmenuzadas, son ricas en ellos.

Controlemos el hierro. Otro elemento en el que centrar la atención es el hierro. El plan de la leptina, de hecho, incluye alimentos ricos en hierro no hemo, que se absorbe menos que el hierro hemo contenido en fuentes animales. Para que sea fácilmente asimilable por el organismo, basta con adoptar algunas precauciones en la cocina, como combinarlo con alimentos ricos en vitamina C.

Las preguntas de mis pacientes

¿Necesito tomar suplementos de hierro siguiendo el régimen de Leptina? Esta dieta, a pesar de ser de origen vegetal, está planificada de forma equilibrada. Por lo general, los suplementos se utilizan sólo en situaciones clínicas de carencia evidente. Antes de utilizar estos productos es imprescindible consultar siempre con el médico: él decidirá, después de haber examinado al paciente y de realizar análisis de sangre específicos, si esta adición es necesaria o no.

Hay muchos productos vegetales en el supermercado, ¿puedo incluirlos en mi dieta?
Es mejor seguir el plan tal como lo he propuesto en estas páginas. Los productos vegetales, de hecho, son buenos y saciantes, pero suelen ser ricos en sal u otros ingredientes que, en exceso, desequilibran la ingesta calórica. Por eso sólo he incluido hamburguesas vegetarianas una vez a la semana. Si una vez finalizada la dieta quieres continuar con el plan aumentando las calorías, te recomiendo que leas siempre atentamente las etiquetas de los productos, fijándote bien en el porcentaje de los ingredientes.

¿Por qué algunas personas obesas, que por tanto tienen mucha leptina, no adelgazan?

Como he explicado al principio de este capítulo, quienes tienen un exceso de masa grasa no tienen un funcionamiento correcto del receptor de esta hormona (resistencia a la leptina) y, por tanto, no sienten la señal de saciedad de manera adecuada. En este caso es necesario prestar más atención a la composición de las comidas y a su distribución diaria. Este enfoque, junto con un correcto ejercicio físico, permite adelgazar superando el reflejo natural de ingerir alimentos.

11

El plan melatonina plus

*Para la renovación celular
y un metabolismo más joven*

Hormona protagonista: melatonina

Al cuarto y último plan de la dieta hormonal lo he llamado melatonina plus. Se trata de un plan nutricional destinado no sólo a perder peso, sino también, y sobre todo, a la renovación celular, una especie de *reset* metabólico que permite al organismo poner en acción sus armas antienvejecimiento.

Inspirado en la dieta de ayuno intermitente, este régimen no exige demasiado a los órganos digestivos en la segunda parte del día, favoreciendo así por la noche la correcta liberación hormonal, en particular la de la melatonina, la hormona de las buenas noches.

Los principios básicos

El ayuno es un concepto complejo, que tiene profundos valores filosóficos y religiosos, y que ha sido estudiado durante mucho tiempo para convertirse en la base de un programa nutricional eficaz, no sólo para perder peso, sino también para mantener una buena salud de todo el organismo.

Del latín *ieiunus*, que significa «con el estómago vacío», la palabra «ayuno» indica abstención de comer, por tanto, una restricción calórica –voluntaria y transitoria– que contrasta con un acercamiento libre a la comida.

Matar de hambre a las células. El plan melatonina plus se inspira en los beneficios del ayuno, documentados en los últimos años por numerosos estudios.

¿Qué sucede con esta dieta desde el punto de vista metabólico? El organismo se encuentra en una situación de privación: le faltan sobre todo azúcares y, sin suficientes hidratos de carbono, se ve obligado a buscar fuentes de energía alternativas, que le proporcionan los cuerpos cetónicos (de los que he hablado extensamente en el plan insulina stop, en el capítulo 8). Pero también carece de proteínas: el organismo pone entonces los recursos proteicos que quedan en circulación a disposición de los órganos y tejidos, para su recambio proteico, dejando que las células viejas mueran para reutilizar sus componentes. En definitiva, se produce una renovación celular y metabólica.

Hay ayunos y ayunos. Puedes ayunar de muchas maneras, pero lo importante es hacerlo siempre bajo la estricta supervisión médica. Lo que también recomendamos los endocrinos en determinados casos es el ayuno intermitente, del que existen diferentes variaciones.

1. En el ayuno en días alternos (ADF), veinticuatro horas de ayuno se alternan con veinticuatro horas de dieta normal.
2. El ayuno periódico sigue un plan 5:2, en el que cinco días de comidas libres van seguidos de dos días consecutivos de restricción calórica (ayuno integral).
3. El ayuno por tiempo limitado *(Time-Restricted Eating)* implica la abstención de alimentos limitada a unas pocas horas del día: en la práctica se desayuna alrededor de las 08:00, se almuerza a las 12:00 y la cena a más tardar toma a las 17:00, de modo que el ayuno cubra un lapso de tiempo de aproximadamente dieciséis horas.

El protocolo de la dieta que imita el ayuno del bioquímico italiano Valter Longo, director del programa de investigación Longevidad y Cáncer del IFOM de Milán (Fundación Instituto de Oncología Molecular), ha sido probado en un número determinado de voluntarios, a través de estudios que merecen ser analizados en profundidad, y el modelo circadiano del biólogo indio Satchin Panda, profesor del Instituto Salk de Estudios Biológicos de La Jolla, California.

La melatonina

La melatonina es la clave del último de los cuatro planes que propongo. Es producida por la glándula pineal, la epífisis, situada en la base del cerebro, y alcanza su pico máximo durante las horas nocturnas (en particular entre las 2 y las 4 de la madrugada): por eso se define como la hormona de las buenas noches y es administrada también en forma de suplemento para combatir el insomnio.

Adelantar la hora de la cena, quizás hacia las 18:30 horas, o en cualquier caso consumir una última comida muy ligera, simula un ayuno nocturno, lo que contribuye a restablecer el ritmo correcto de producción de melatonina. Al no activar demasiado las hormonas digestivas (GLP-1 y todas las implicadas en el circuito hambre-saciedad) en las últimas horas del día, el ritmo circadiano de producción de melatonina funcionará al máximo, induciendo la correcta liberación de la hormona. El sueño se beneficiará, ya que será de mejor calidad, lo que nos permitirá despertarnos más descansados y llenos de energía.

Este plan dietético también estimula la producción de la hormona del crecimiento, GH, que contribuye al desarrollo de la masa muscular y a la reducción del tejido adiposo.

Los efectos sobre el peso

El plan melatonina plus, que sigue el protocolo de ayuno intermitente, ejerce un efecto *reset* en el organismo y, en consecuencia, en la báscula. Algunos estudios han demostrado que la dieta, si se sigue de manera cíclica durante todo el año, es capaz de reducir el peso corporal en un 3 por 100. Además, tras tres ciclos de dieta y una semana de dieta normal, se ha observado que la masa grasa se reduce, sobre todo a nivel visceral, manteniéndose la masa magra, y, por tanto, la musculatura, intacta, y en ocasiones incluso aumenta.

Esta dieta, por tanto, tiene un doble valor: no sólo es válida para perder algunos kilos, sino que también es una excelente estrategia puntual para favorecer la renovación celular y el *reset* metabólico.

Cómo organizar las comidas

El objetivo de esta dieta es provocar una escasez de azúcares y proteínas en el organismo, permitiendo así la regeneración de los tejidos, en particular recuperando las proteínas de la digestión de aquellas células que nosotros mismos inducimos a morir con la restricción calórica. Éstas son las reglas básicas en las que se basa:

- Muchas verduras en el plato (es el alimento que prevalece, mientras que se espera fruta en cantidades más limitadas).
- Grasas sí, pero buenas, por tanto insaturadas, es decir, las del pescado, en particular las del salmón, el aguacate, el aceite de oliva virgen extra y los frutos secos.
- Proteínas reducidas al mínimo, con las legumbres como protagonistas, principal fuente proteica, y el pescado (única fuente animal permitida).
- Carbohidratos en cantidades muy bajas, porque cuanto más se estimula la producción de insulina, más se aceleran los procesos de envejecimiento celular; verduras y legumbres como fuente principal, fuerte reducción de cereales (no más de 40 gramos por día), frutas bajas en azúcar como las bayas.

Cena. Evita cenar después de las 20:00 horas para mantener el período de tiempo dedicado al ayuno suficientemente amplio como para tomar medidas.

Los aperitivos. Tómalos siempre, para calmar el hambre y prolongar la sensación de saciedad.

Antes de dormir. No ingerir ningún alimento en las tres o cuatro horas previas a acostarse, para ayudar a regular el ritmo sueño-vigilia y la producción de melatonina. Las verduras se pueden comer cocidas o crudas, como prefieras.

La cocción. Para el pescado puedes optar por asarlo, cocinarlo al vapor, hervirlo o emplear la freidora de aire.

¡Bebe! La hidratación siempre es clave, pero especialmente en un plan como éste. Por eso es importante beber durante todo el día. La hidratación tiene múltiples funciones:

- Mantiene altos los niveles de energía, combate el cansancio que puede provocar la deshidratación.
- Aumenta la sensación de saciedad y favorecer la pérdida de peso.
- Mejora la calidad del sueño, apoya los procesos digestivos y previene el estreñimiento.

Por eso recomiendo: al menos 1,5, o mejor aún 2 litros de agua al día.

La infusión de hierbas de la tarde. Para favorecer la digestión y el sueño al mismo tiempo, recomiendo una infusión nocturna a base de hinojo, melisa, verbena, manzanilla y pasiflora. Utiliza una cucharada de hojas secas por cada taza de 250 mililitros. Pon las hierbas en la taza y vierte agua caliente. Déjalas en infusión durante cinco minutos y fíltralas. Evidentemente, la infusión no se debe endulzar con ningún producto.

El plan nutricional

El plan melatonina plus es muy bajo en calorías y proteínas:

- Se puede seguir durante una semana al mes cuando queden algunos kilos que perder.
- Puede adoptarse como estrategia de reinicio metabólico durante los cambios estacionales o incluso sólo dos veces al año.

Se reparte en cinco días:

- El primer día es preparatorio para el cuerpo, con un nivel calórico ligeramente reducido con respecto al normal.
- A partir del segundo día, la ingesta calórica es significativamente menor.
- El sexto y séptimo día se come de manera normal.

Respecto a horarios y comidas:

- Se consumen en un plazo de doce horas.
- La cena se programa para al menos tres o cuatro horas antes de acostarse.

A continuación, se muestra un plan general de distribución de nutrientes dentro de los menús del plan dietético.

DÍA 1 (1100 kcal)	DÍAS 25 (800 kcal)
500 kcal de carbohidratos complejos	300 kcal de carbohidratos complejos
500 kcal procedentes de grasas saludables, como aceite de oliva virgen extra y frutos secos	400 kcal procedentes de grasas saludables, como aceite de oliva virgen extra y frutos secos
100 kcal de proteínas vegetales	100 kcal de proteínas vegetales
Agua a voluntad	Agua a voluntad

La lista de la compra

Como en cada plan de este libro, aquí está la lista de alimentos que se pueden consumir como guía para la compra, dividida en alimentos permitidos, alimentos prohibidos y alimentos a consumir moderadamente.

Alimentos permitidos
— Pastas integrales.
— Pan integral.
— Espelta, cebada, arroz integral.
— Legumbres.
— Pescado (bacalao, salmón, caballa, anchoas, sardinas).
— Huevos.
— Frutos secos (nueces, almendras, avellanas).
— Aceite de oliva virgen extra.
— Té, infusiones de hierbas (sin azúcar).
— Frutas (sólo frutos del bosque, manzanas, kiwis).

Alimentos prohibidos
– Carne (roja o blanca).
– Embutidos y carnes procesadas.
– Alcohol y bebidas espirituosas.
– Dulces (caseros o industriales).
– Café.
– Bebidas carbonatadas, azucaradas, zumos de frutas con azúcares añadidos y siropes.

Alimentos a consumir moderadamente
– Fruta (excepto la indicada en alimentos permitidos).

Un ciclo modelo

Día 1
Aproximadamente 1100 calorías
Desayuno
Leche vegetal (200 ml de leche de almendras); frutos secos (5 nueces).

Aperitivo
1 manzana.

Almuerzo
60 g de espelta; 60 g de alubias; 200 g de verduras; 10 g de aceite de oliva virgen extra.

Merienda
Té verde sin azúcar.

Cena

Pescado (200 g de salmón); 200 g de verduras; 10 g de aceite de oliva virgen extra.

Días del 2 al 5

Aproximadamente 800 calorías

Desayuno

Leche vegetal (200 ml de leche de almendras); frutos secos (5 nueces).

Aperitivo

1 kiwi o un cuenco de frutos del bosque naturales.

Almuerzo

200 g de verduras; frutos secos (10 almendras); 10 g de aceite de oliva virgen extra.

Merienda

Té verde sin azúcar.

Cena

200 g de verduras; frutos secos (10 almendras); 10 g de aceite de oliva virgen extra.

Lo que dice la comunidad científica

Las diversas formas de ayuno han demostrado, principalmente mediante experimentos con animales de laboratorio, pero también mediante estudios cada vez más numerosos en humanos, una mejora del perfil lipídico, es decir, de los niveles de colesterol y triglicéridos, lo que reduce el riesgo de aparición de enfermedades cardiovasculares y diabetes de tipo 2. También disminuye el estado inflamatorio, que es la base de muchas patologías crónicas, incluidas las enfermedades neurodegenerativas y los tumores. Hay que decir que los resultados son preliminares y que serán necesarias investigaciones más amplias y prolongadas para validarlos.

En 2015, apareció en *Cell Metabolism* un estudio relacionado con el protocolo de ayudo intermitente. De esta investigación, realizada por un equipo de investigadores en levaduras, ratones y también en humanos, se desprende que los niveles de glucosa en sangre se redujeron de manera muy significativa. Además, todas las hormonas que regulan el azúcar en sangre reaccionaron de manera positiva.

También a partir de los resultados de este estudio se observó que el nivel de proteína C reactiva (CRP, *CReactive Protein*), un marcador de inflamación en la sangre, había disminuido, reduciendo así también el riesgo de enfermedades cardiovasculares.

¿Quién puede seguir el *plan*? La dieta melatonina plus puede ser adoptada sin problemas por personas adultas que quieran regenerar su organismo y perder algunos kilos, si gozan de buena salud.

A tener en cuenta. Lo que nunca hay que olvidar es que esta pauta dietética provoca un auténtico estrés en el organismo: por ello hay que seguirla durante un período de tiempo limitado y evitar la actividad física intensa los días de dieta, así como no seguirla con temperaturas demasiado altas (sauna, baño turco, *spa)*.

No recomendado. La comunidad científica coincide en que el ayuno no es apto para menores de edad, mujeres embarazadas o en período de lactancia, personas con diabetes tipo 1, personas que padecen enfermedades crónicas o sufren (o han sufrido) algún trastorno alimentario como la anorexia o la bulimia.

Condiciones especiales. No recomiendo dietas de ayuno a todos los enfermos delicados, así como a personas obesas o con inflamación crónica.

Ante la presencia de diabetes, enfermedades cardiovasculares o neurodegenerativas o terapias antitumorales en Wcurso, es fundamental un abordaje multidisciplinario para establecer si se puede seguir o no el plan melatonina plus, con una evaluación personalizada desarrollada por un nutricionista, un endocrinólogo, un especialista interno u oncólogo de referencia.

En cuanto a los pacientes con cáncer, cabe señalar que los resultados sobre las dietas de ayuno derivan de protocolos experimentales y que no existen pautas durante las terapias contra el cáncer.

Las preguntas de mis pacientes

¿Puedo seguir este plan si sufro de presión arterial baja?
La respuesta es sí, pero no en el caso de que sea una presión arterial baja relacionada con insuficiencia cardíaca u otros problemas cardíacos. En estos casos nos encontramos ante situaciones clínicas para las cuales no se recomienda la dieta en cuestión.

¿Existe algún riesgo para un diabético?
Depende del caso. Este patrón dietético no supone riesgos para un diabético que mantiene la enfermedad bajo control con dieta o medicamentos orales (metformina, por ejemplo). Sin embargo, es absolutamente necesario evitarlo si el paciente sigue un tratamiento con insulina, ya que éste se adaptará a las comidas individuales y será establecido por el especialista.

*¿Saltarse comidas de vez en cuando es una forma
eficaz de ayunar?*
Yo diría que no. Debemos seguir un plan preciso y correcto, y no confiar en el azar. Saltarse una comida de vez en cuando no hace más que alterar la lógica de los biorritmos y es totalmente inútil desde el punto de vista metabólico, por lo que no es una estrategia válida para perder peso.

PARTE TRES

Estilos de vida
para adelgazar

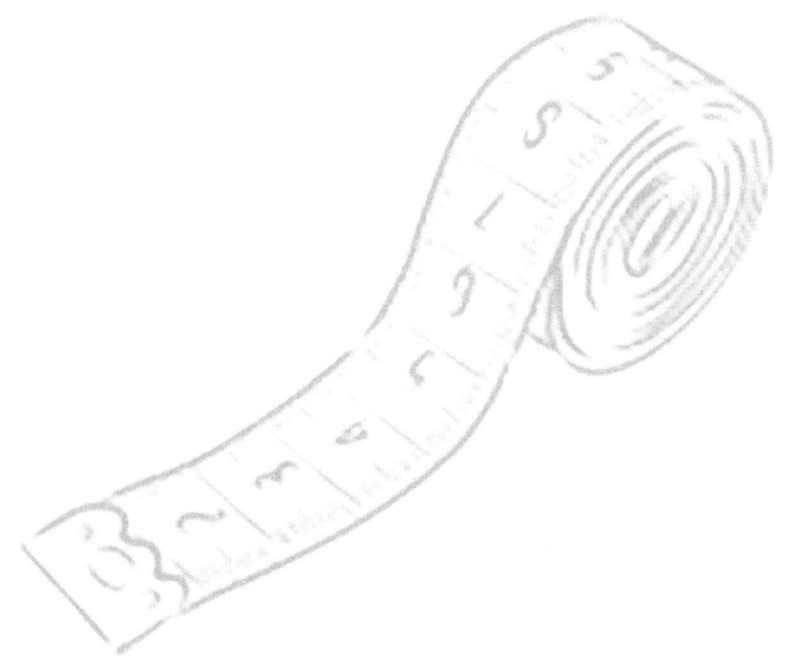

12

Horarios de las comidas

*Aprovecha los beneficios
de la crononutrición*

No sólo importa qué y cuánto. También importa mucho cuándo. ¿A qué hora del día comemos? Y, según la hora, ¿de qué se compone nuestra comida? No son temas baladíes, sino una serie de cuestiones fundamentales que subyacen a la crononutrición, que llevo tiempo estudiando con mi equipo para mejorar la calidad de la alimentación y de la vida de mis pacientes. Las hormonas también tienen su propio reloj.

Las hormonas y el reloj

Crononutrición significa sincronía entre las comidas y los ritmos diarios de nuestro cuerpo, los ritmos circadianos. Por otro lado, hablamos de cronodisfunción, o peor aún, de cronodestrucción, cuando esta brújula se descontrola: los malos hábitos y comportamientos desde el punto de vista nutricional pueden alterar el reloj biológico, con graves consecuencias no sólo para el peso, sino también para la salud en su conjunto.

El engranaje principal del sistema circadiano es el núcleo supraquiasmático, una parte del cerebro situada en el hipotálamo, en la que se encuentra un grupo de neuronas muy especializadas, que tienen la tarea de activar mecanismos moleculares de encendido y apagado.

Sin embargo, en general, este sistema tiene cuatro componentes:

1. *Los input.* Son las señales externas que hacen que las neuronas del núcleo se enciendan o apaguen. Entre ellos, el más importante es, sin duda, el ritmo luz-oscuridad, que durante millones de años ha sincronizado la vida de los seres humanos (modificado artificialmente con la llegada de la luz eléctrica, que amplió el tiempo durante el cual permanecemos despiertos). Sin embargo, los contactos sociales, el ejercicio físico y la alimentación también contribuyen a determinar el «inicio» de los ritmos circadianos.
2. *El núcleo supraquiasmático.* Se considera el marcapasos central del sistema circadiano, marca el ritmo de las demás áreas del cerebro y de los órganos periféricos: para entendernos mejor, pensemos en una especie de reloj de cuco, que da la señal de despertar y pone en marcha el reloj biológico interno.
3. *Los osciladores.* La señal central se sincroniza con algunos ejes hormonales, situados, en parte, en el cerebro (pense-

mos en la glándula pineal que libera melatonina), pero también en otros órganos. Luego, desde el núcleo supraquiasmático llega al hígado, riñones, corazón e intestino, y hace funcionar otros relojes biológicos, llamados «osciladores», y se estimula la producción de hormonas y mediadores químicos.

4. *Los output*. Son los efectos que estas señales, centrales y periféricas, tienen sobre el organismo, y que determinan el ritmo de las funciones fundamentales durante las veinticuatro horas del día: sueño-vigilia, actividad locomotora, actividad endocrina, temperatura corporal, ritmo cardiovascular e incluso el horario de las comidas.

¿Cómo se comportan las hormonas? Depende: algunas tienen una producción que fluctúa a lo largo del día, otras siguen la tendencia de las estaciones con un ritmo circanual.

Ciertas hormonas (en particular el cortisol, el GH, la prolactina y las hormonas esteroides sexuales) están controladas directamente por el cerebro. Otras, en cambio, como la insulina, el glucagón, la grelina, la leptina y el GLP-1, son más sensibles a los nutrientes que ingerimos, a la alternancia de luz y oscuridad y al momento en que comemos.

Por ello, basándonos en los principios de la crononutrición, cada alimento adquiere un valor diferente si se consume en un momento distinto del día.

Algunas investigaciones han llamado la atención de los endocrinos sobre la diferencia en los hábitos alimentarios, tanto en términos de cantidad de alimentos en el menú como de horarios de las comidas, en diferentes países. Un estudio de 2016 (aparecido en *Proceedings of the Nutrition Society*) destacó cómo en Francia, Suiza, Italia e Irlanda del

Norte, el consumo de energía aumenta progresivamente durante el día, con un pico a la hora del almuerzo, para luego disminuir en las siguientes horas: la comida central es, por tanto, aquella en la que se inserta la mayor cantidad de calorías. Sin embargo, se llegan a conclusiones diferentes al observar los datos de países como Reino Unido, Estados Unidos, Canadá, Dinamarca, Alemania, Holanda y Bélgica, en los que el consumo energético aumenta progresivamente, alcanzando su pico máximo en torno a la hora de cenar, entre las 18:00 y las 19:00 horas. El único lado positivo es que en algunos países en cuestión se cena bastante temprano y esto es un hábito saludable: si nuestro reloj interno nos despierta por la mañana, alineando una serie de ritmos hormonales que conducen a un consumo energético concentrado en las primeras horas del día, reservando las horas de la tarde para abstenernos de comer hasta la mañana siguiente, tendremos una buena sincronización de nuestros ritmos y un consiguiente estado de bienestar. Además de una excelente calidad del sueño.

Cómo cambia el tejido adiposo

El tejido adiposo también cambia a lo largo del día. No lo olvidemos: actúa como una glándula endocrina y produce hormonas.

La leptina, por ejemplo, alcanza su punto máximo durante la noche (hacia las 2 de la madrugada), mientras que la adiponectina alcanza su punto máximo a las 10 de la mañana: esto significa que el período de máxima estimulación coincide con una deficiencia de ácidos grasos, lo que favorece una mejor tolerancia a los azúcares que, si se comen en el desayuno, se digerirán mejor a lo largo del día.

Además, los genes relacionados con el metabolismo del azúcar y los que sintetizan las hormonas glucocorticoides (que actúan controlando el azúcar en sangre) se expresan al máximo a las 8 de la mañana, aumentando la sensibilidad a la insulina; por tanto, podemos decir que nuestro cuerpo está «programado» para digerir los carbohidratos durante las primeras horas del día.

¿Por qué entonces comienza la cronodestrucción? Puede ocurrir tanto por problemas de *input* (es el caso de enfermedades como el ictus, patologías neurodegenerativas o problemas genéticos que implican a las neuronas del núcleo supraquiasmático) como por problemas de *output*, como alteraciones en la liberación de melatonina o cortisol.

La cronodestrucción tiene una serie de consecuencias muy graves para la salud, entre ellas el exceso de peso (hasta la obesidad) y el síndrome metabólico, pero estudios recientes están revelando también otras patologías relacionadas, como enfermedades cardiovasculares y trastornos cognitivos.

Un gen llamado CLOCK

Pero ¿cómo se sincroniza nuestro cuerpo con la luz y la oscuridad? Gracias a un grupo de genes llamado CLOCK, no tanto porque el término signifique reloj en inglés, sino porque es el acrónimo de *Circadian Locomotor Output Cycles Kaput*: es un componente clave del reloj que regula el ritmo circadiano, en particular en las neuronas (llamadas *pacemaker*) del núcleo supraquiasmático.

El descubrimiento de la existencia de los genes CLOCK, ocurrido en el año 1994, inició una serie de investigaciones, primero en ratones, para identificar su funcionamiento y efectos sobre el comportamiento, y luego en humanos. De los primeros estudios surgió que estos genes no sólo inician el día sincronizando el momento del despertar, sino que también juegan un papel fundamental en el equilibrio energético.

En ratones que tienen una mutación en el gen CLOCK, la conducta alimentaria se altera por completo: se vuelven hiperfágicos y obesos, comen no sólo de noche (como es su naturaleza), sino también de día, y, además, muestran profundas alteraciones en la liberación de hormonas relacionadas con el ciclo hambre-saciedad (respuesta de insulina y GLP-1) y del cortisol. También se ha observado que una dieta nocturna rica en grasas interfiere significativamente en el funcionamiento del reloj biológico.

Cuando la investigación pasó a los humanos, los descubrimientos fueron aún más interesantes. Me refiero en particular a un estudio (*Obesity*, 2013) realizado en un grupo de mujeres obesas o con sobrepeso, con un índice de masa corporal bastante alto: durante doce semanas –un período de dieta bastante corto pero adecuado para lograr un cambio– siguieron una dieta de 1400 calorías, pero distribuidas de manera diferente. En el primer grupo (llamado *breakfast*, BF) se concentraron principalmente en el desayuno (700), para luego disminuir en las otras dos comidas (500 en el almuerzo y 200 en la cena); el segundo grupo, sin embargo (llamado *dinner*, D), tenía una subdivisión diferente, en la que la cena era la comida más calórica (200 calorías para el desayuno, 500 para el almuerzo y 700 para la cena).

¿Qué pasó? Al cabo de tres meses, el peso corporal disminuyó más en el grupo BF (de 86 a 77 kilos), que ingirió más calorías en el desayuno, en comparación con el grupo D (de 87 a 83). En cuanto a los triglicéridos, que partían de los mismos valores, en el grupo BF bajaron notablemente (de 180 a 119), mientras que en el segundo incluso subieron de 170 a 200. Por último, pasamos a los niveles de azúcar en sangre, los mismos al inicio. Al final de las doce semanas, el más bajo correspondió a las mujeres del grupo del desayuno, al igual que la resistencia a la insulina, medida con el índice HOMA, que había bajado de 4,7 a 2.

El concepto de calorías hay que revisarlo en su significado original, porque no sólo cuenta su cantidad, sino también el momento en que las ingerimos. Esto afecta tanto a los valores individuales como a todo el circuito hambre-saciedad. De hecho, el primer grupo de mujeres tenía mucho menos apetito en la segunda parte del día, gracias al abundante desayuno.

Otros estudios realizados en pacientes de cirugía bariátrica, actualmente uno de los sistemas más eficaces para el control de peso en casos de obesidad severa, han demostrado que a mayor pérdida de kilos, correspondían menores alteraciones en el gen CLOCK. Además, el porcentaje de los que comían más tarde también fueron los que menos peso perdieron tras la operación (alrededor del 70 por 100), además de tener peor calidad de sueño.

¿Qué debemos esperar para el futuro? La investigación pretende conseguir que las pruebas de identificación de polimorfismos del gen CLOCK se conviertan en rutinarias, porque está claro que una modificación de este gen conduce a la destrucción de nuestro ritmo circadiano y a una alteración del metabolismo y del gasto energético, con la consiguiente tendencia al aumento de peso, a la obesidad y a la predisposición a la diabetes. Por lo tanto, para que las estrategias nutricionales sean eficaces, ya no se pueden ignorar estos factores.

13

La hora de dormir

Dormir mejor para pesar menos

El sueño también es una cuestión hormonal, muy ligada a los ritmos circadianos. Pero hay más. Se trata, de hecho, de un elemento fundamental en el control del peso. Por este motivo, nunca hay que descuidarlo y hay que mejorarlo constantemente hasta conseguir el equilibrio adecuado que nos permita no sólo descansar bien por la noche, sino sentirnos más en forma durante el día.

La melatonina

La hormona del sueño es, sin duda, la melatonina. Es producida por la glándula pineal (epífisis), situada en la parte posterior del cerebro, a partir del triptófano, aminoácido que luego se convierte en serotonina, que, a su vez, se transforma en melatonina.

Nuestro cerebro produce melatonina en respuesta a la falta de luz; por lo tanto, su liberación comienza alrededor de las 21:00 horas hasta alcanzar su máximo a las 02:00 horas, y luego disminuye gradualmente hasta las 06:00 horas, cuando cesa su producción y pasa el testigo al cortisol. Esta última es la hormona del día, por así decirlo, pero es más conocida como la hormona del estrés, que actúa en respuesta a condiciones de alerta. Producida por las glándulas suprarrenales, se activa con las primeras luces del amanecer y alcanza el nivel máximo de producción alrededor de las 08:00 de la mañana, permaneciendo así hasta el final de la mañana, para después disminuir.

¿Qué fue primero? ¿El trastorno del sueño que favorece el aumento de peso o el exceso de peso que perturba el sueño y empeora su calidad? Abordé el dilema en un estudio que realicé con mi equipo (*Critical Reviews in Food Science and Nutrition*, 2019): en esta investigación observamos cómo los trastornos del sueño predicen una serie de problemas que conducen al aumento de peso, como la resistencia a la insulina, el aumento del azúcar en sangre, el empeoramiento del estado inflamatorio, con consecuencias aún más graves, como la predisposición a la diabetes tipo 2 y enfermedades neurodegenerativas como el Alzheimer.

En la práctica se trata de un círculo vicioso: el exceso de peso favorece la aparición de trastornos del sueño, pero al mismo tiempo la mala calidad del sueño favorece la obesidad.

El exceso de kilos altera la respiración

El sobrepeso, y más aún la obesidad, se caracteriza por un aumento del número y volumen de las células adiposas y por un crecimiento de moléculas inflamatorias (citoquinas), que alteran el mecanismo neurológico de sincronización del sueño.

No sólo eso: la respiración se ve perturbada por un hecho mecánico, ya que la contracción abdominal hace que el diafragma se mueva mal. Además, las vías respiratorias inflamadas provocan un aumento del grosor de las mucosas, lo que provoca ronquidos y dificultad para respirar por la nariz. De hecho, muchas personas con sobrepeso u obesidad respiran por la boca toda la noche, corriendo un mayor riesgo de contraer enfermedades de las vías respiratorias superiores. Cuando me encuentro ante un caso clínico de este tipo, los ronquidos y el aumento de grasa abdominal son dos signos que indican que ese paciente tiene problemas respiratorios graves ligados al exceso de peso.

Trastornos del sueño

La apnea del sueño (OSAS, *Obstructive Sleep Apnea Syndrome*) es uno de los trastornos del sueño más importantes y no debe pasarse por alto. Provoca despertares breves y frecuentes debido a la falta repentina de oxígeno: este fenómeno crea una activación del sistema simpático, favoreciendo el estrés oxidativo, aumentando la presión arterial y la coagulabilidad, y, por tanto, exponiendo a la persona a un mayor riesgo de coágulos sanguíneos, infarto e ictus. La interrupción frecuente del flujo de oxígeno al cerebro también crea una neurodegeneración que conduce a episodios de pérdida de memoria y, a la larga, puede provocar demencia.

Sin embargo, existe la otra cara de la moneda: la persona que duerme mal y se ve perturbada por repetidos despertares a menudo se ve obligada a comer durante la noche. Este comportamiento incorrecto interrumpe el ritmo correcto de la crononutrición, ya que a esas horas nuestro organismo debe producir melatonina, regulando el sistema inmunológico y depurándose de residuos.

Peor aún si a la interrupción del sueño le sumamos los tentempiés nocturnos: sabemos bien que cuando abres el frigorífico en estas situaciones sólo buscas alimentos ricos en azúcares y grasas, ¡nunca un tallo de apio!

¿Y qué tienen que ver las hormonas con esto? Las hormonas siempre están implicadas. En el ritmo del sueño son más importantes de lo que imaginas. Un sueño alterado modifica e interrumpe toda la liberación de hormonas nocturnas. Algunas, como el cortisol, que en unas condiciones normales comienza a producirse por la mañana, sufren una acentuación repentina y provocan un incremento de los niveles de azúcar en sangre, aumentando la cantidad de grasa almacenada y la resistencia a la insulina, así como la presión arterial.

Las hormonas que regulan el mecanismo hambre-saciedad también cambian: aumenta la grelina, con el consiguiente incremento del apetito, y también se incrementa la resistencia a la leptina, que es la hormona que indica que hay que dejar de sentir hambre.

Por último, pero no menos importante, se reduce la melatonina, la hormona del sueño por excelencia: de esta manera se pierde la protección natural contra la resistencia a la insulina, la inflamación y la hiperglucemia.

Esta serie de efectos fue verificada durante un estudio realizado por mi equipo durante la pandemia (*Journal of Translational Medicine*, 2020). Analizamos los cambios en la calidad del sueño en un grupo de 121 adultos, que dormían bien antes de la COVID, en relación con la nutrición y el peso. Observamos que el 49,6 por 100 de las personas sufría alteraciones en el descanso, tanto en duración como en eficiencia, con frecuentes despertares nocturnos y la consiguiente disminución de la atención durante el día, lo que se traducía en una reducida capacidad de trabajo.

Los efectos sobre el peso también fueron significativos: hubo un aumento significativo en los valores del índice de masa corporal tanto en sujetos con peso normal como en aquellos con obesidad de primer y segundo grado. Además, la actividad física disminuyó significativamente en toda la muestra.

Dormir mal te hace engordar

Otro aspecto importante a analizar es la calidad del sueño en relación al plan nutricional. De hecho, una dieta incorrecta, especialmente rica en grasas y carbohidratos en la segunda parte del día, no sólo ralentiza la digestión, dificultando el ritmo sueño-vigilia, sino que despertarse por la noche y comer un refrigerio no hace más que favorecer la acumulación de peso.

Con mi grupo de estudio analizamos el fenómeno del sueño asociado a la obesidad y lo correlacionamos con la adherencia al modelo de nutrición mediterráneo. Es un proyecto que llevamos a cabo desde hace cinco años y al que hemos llamado OPERA (abreviatura de *Obesity, Programmes of nutrition, Education, Research and Assessment of the best treatment*).

Cada año, en la primera quincena de octubre, durante una semana visitamos gratuitamente a los ciudadanos que lo deseen. Medimos no sólo su peso, sino también una serie de parámetros vitales orientativos (entre ellos el azúcar en sangre, el colesterol y otros), y rellenan un cuestionario detallado sobre hábitos y condiciones de salud. Respecto al sueño utilizamos el *Pittsburgh Sleep Quality Index* (PSQI), que actúa como indicador para ayudarnos a comprender la calidad del sueño percibida por el individuo.

Si nos referimos a los resultados del proyecto OPERA de 2019 (publicados en *Nutrients*), encontramos que quienes seguían una dieta de tipo mediterráneo –que consumían alimentos antiinflamatorios– tenían un sueño de buena calidad (con un PSQI inferior a 5). Además, si el PSQI aumentaba, es decir, la calidad del sueño empeoraba, el índice de masa corporal y la circunferencia de la cintura también se incrementaban exponencialmente.

14

Abajo el sedentarismo

Por qué no debemos dejar de movernos

La actividad física es un elemento fundamental de nuestro bienestar a cualquier edad. De hecho, en la forma adecuada y en la dosis correcta, se comporta como un fármaco que garantiza una mejora de la calidad de vida en cada etapa.

A menudo ignorado, subestimado y sustituido por actividades aparentemente más satisfactorias —como ver la televisión o jugar a un videojuego—, el ejercicio físico debería incluirse en nuestro plan diario como ingrediente básico de la receta de salud. No sólo optimiza los resultados de cualquier dieta, sino que también nos ayuda a mantener un peso saludable una vez lo alcanzamos y mejora mucho nuestro estado de ánimo, que no es poca cosa.

La pirámide del movimiento

El movimiento diario necesario para nuestro cuerpo se puede representar con una pirámide, como si de un plan de alimentación se tratara.

En la base encontramos gestos cotidianos, que deberíamos transformar en ejercicio físico constante: limpiar la casa, subir las escaleras (en lugar de tomar el ascensor), ir a comprar a pie, salir todos los días, aunque sea sólo para dar una vuelta a la manzana, pasear al perro, hacer un poco de jardinería, bajar del autobús una parada o dos antes y terminar la ruta caminando.

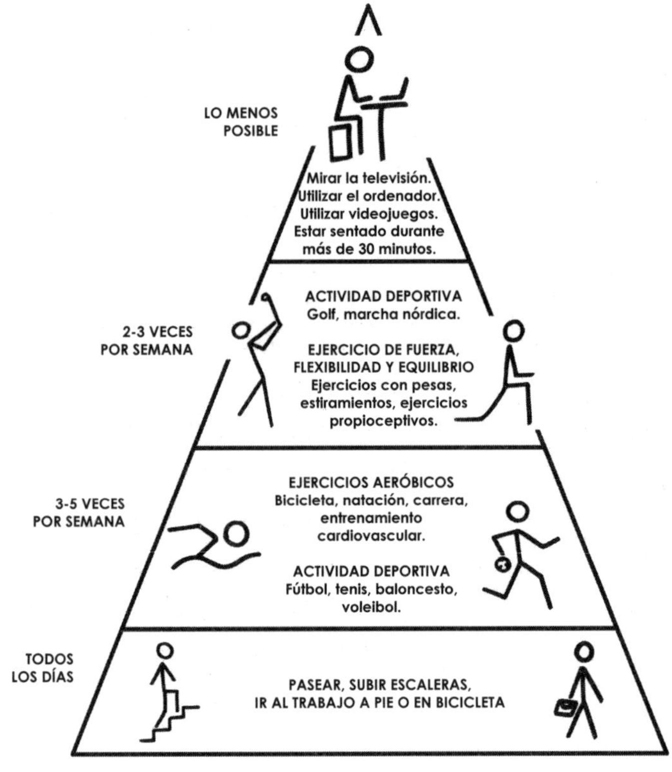

En el escalón superior se sitúan las actividades que se realizarán de tres a cinco veces por semana, al menos durante treinta minutos: caminar a una velocidad aproximada de entre 4 y 6 km/h, regulando la velocidad en función del peso (cuanto más alto, más rápido debe ser el ritmo); practicar deportes aeróbicos (como natación, aeróbic acuático, marcha nórdica, ciclismo, baile, judo, esquí, golf, baloncesto, tenis de mesa).

Subiendo la pirámide, encontramos ejercicios anaeróbicos, recomendados para hacer dos o tres veces por semana: flexiones, estiramientos, pesas, yoga.

En la cima está lo que se define como «inactividad física», es decir, sentarse frente al televisor o mirar el teléfono móvil: el tiempo permitido es de treinta a sesenta minutos como máximo cada día.

¿Qué actividades elegir? Variar es fundamental. Alternando actividad aeróbica, menos intensa pero prolongada en el tiempo, con más demanda de oxígeno, con ejercicios anaeróbicos, de alta intensidad y de corta duración, se puede reducir la masa grasa, al mismo tiempo que se aumenta la masa muscular. El ejercicio aeróbico, como nadar, caminar, correr, implica un aumento del consumo de oxígeno por parte del cuerpo, que reacciona con una aceleración de la respiración y del ritmo cardíaco. Por eso esta actividad ayuda a mantener sanos pulmones, corazón y sistema cardiorrespiratorio. Actividad anaeróbica (pesas, dominadas, sentadillas, por ejemplo) mejora la potencia y el tamaño muscular. Es importante porque favorece el crecimiento de la densidad ósea, previene la osteoporosis y evita caídas que, con el tiempo, pueden resultar mortales.

¿Qué hormonas se liberan cuando nos movemos? Muchas y todas importantes: la clase que vale la pena recordar es la de las miocinas, hormonas producidas por los músculos, que nos permiten fortalecer su estructura y potenciar su fuerza contráctil. Entre ellas, la más conocida es la irisina, la sustancia que permite que el sistema musculoesquelético nos sostenga en una posición erguida.

Naturalmente, durante la actividad física también entran en juego las hormonas digestivas y de crecimiento (insulina, IGF1 y GH), sin olvidar las hormonas tiroideas y las sexuales.

Por último, no olvidemos que hacer deporte también aumenta las endorfinas, que dan esa sensación de euforia que muchas veces acompaña a la actividad física, y la serotonina, que favorece el buen humor y una mejor calidad del sueño.

Breve glosario

*Para orientarse en el universo
de las hormonas*

LAS PRINCIPALES GLÁNDULAS ENDOCRINAS
Las glándulas endocrinas se encuentran en todas partes del organismo. Empecemos por conocer las principales, con las hormonas que liberan, para luego pasar, en el siguiente apartado, a analizar aquellas específicamente encargadas de la digestión, y, por tanto, más implicadas en el control del peso.

*La glándula pituitaria,
la unidad de control del cerebro*

Podemos considerar a la glándula pituitaria como la conductora del sistema endocrino. Aunque de tamaño pequeño, con un volumen de un centímetro cúbico y un peso de un gramo, es la glándula que regula todas las demás, produce muchas hormonas y actúa como unidad de control.

Situada en la base del cráneo y regulada por el hipotálamo a través de un fino pedúnculo rico en vasos y fibras nerviosas, la glándula pituitaria es, en realidad, un «tres en uno», es decir, una glándula formada por la suma de tres:

- La glándula pituitaria anterior, o adenohipófisis, que propiamente dicho es la glándula endocrina.
- La glándula pituitaria intermedia, muy desarrollada en organismos inferiores como los anfibios, mientras que en los humanos es una película bastante delgada.
- La glándula pituitaria posterior, o neurohipófisis, una especie de contenedor de hormonas que provienen del cerebro.

La glándula pituitaria anterior

De las hormonas producidas por la adenohipófisis entendemos su papel crucial:

- GH, que regula el crecimiento.
- Prolactina (PRL), conocida como la hormona de la lactancia.
- TSH, que estimula la tiroides.
- FSH y LH, que actúan sobre los ovarios y los testículos.
- ACTH, hormona adrenocorticotrópica (que estimula las glándulas suprarrenales para que produzcan cortisol y andrógenos, consulta la página 184).

GH. Es la hormona que hace crecer todas las células: para realizar mejor su función, induce al hígado a secretar otra, llamada IGF1. Se trata de una hormona muy similar a la insulina (las siglas en realidad significan *Insulinlike Growth Factor*), que regula gran parte del desarrollo de nuestro organismo. Su producción se equilibra con la liberación de somatostatina, la hormona antagonista, que inhibe el crecimiento. Por tanto, nuestro correcto desarrollo depende del equilibrio entre momentos de liberación hormonal del eje GH-IGF-1 y otros en los que el mecanismo se bloquea para no convertirnos en gigantes.

Nuestros abuelos repetían siempre: «¡Duerme, duerme, así crecerás!». No era sólo una expresión popular, sino también una declaración con una base científica. De hecho, el sueño es fundamental para la producción de GH. Los niños que duermen poco o tienen mala calidad de descanso por diversos motivos (desde dificultades psicológicas hasta difíciles condiciones de vida familiar) no crecen bien precisamente porque pierden esa parte de la liberación hormonal durante la noche.

La producción de GH, y en consecuencia de IGF-1, por la hipófisis anterior actúa también sobre el desarrollo del cartílago, y, por lo tanto, sobre el crecimiento longitudinal del hueso, así como sobre la masa muscular y la grasa, aumentando la primera y reduciendo la segunda. De ahí la importancia de esta hormona en la regulación del peso corporal.

Prolactina. Es una hormona muy interesante, producida por la glándula pituitaria anterior, todavía en parte por estudiar y descubrir. Su nombre deriva de su capacidad para estimular la lactancia; de hecho, se secreta especialmente durante el embarazo y después del parto para producir la leche necesaria para el desarrollo del recién nacido. En realidad, se secreta a lo largo del ciclo menstrual, coincidiendo con un pico con la ovulación (que es estimulada por la PRL), pero también está presente en los hombres (en los que probablemente estimula la eyaculación). Por este motivo podemos decir que tiene un papel central en la función sexual.

La acción de la prolactina, sin embargo, no se detiene aquí: tiene receptores repartidos por todo el organismo, particularmente en las células del sistema inmunológico. Por lo que es probable que también intervenga en la respuesta del organismo ante infecciones y patógenos externos.

Además, es una de las hormonas implicadas en el metabolismo, ya que tiene una acción directa sobre las células beta del páncreas, regulando, en parte, la liberación de insulina, hormona de la que hablaremos más adelante.

Hormonas glicoproteicas. Se trata de la TSH y las gonadotropinas FSH y LH, producidas por la glándula pituitaria anterior. Se llaman «hormonas glicoproteicas» porque están formadas por azúcares y proteínas. Para que realicen mejor su función es importante que se unan a los receptores adecuados; de lo contrario, se produce el fenómeno que los endocrinos llamamos *spillover* («derrame»).

En otras palabras, son tan similares entre sí que, si debido a un tumor o a una patología la concentración de una sola glicoproteína aumenta de manera drástica, también puede tener un efecto sobre los receptores de las demás: este fenómeno puede confundir los casos clínicos, dando señales y síntomas relacionados con el exceso de todas estas hormonas, incluso si sólo una de las tres aumenta. La TSH, la FSH y la LH estimulan la tiroides, los ovarios y los testículos, respectivamente.

El funcionamiento de la TSH, que actúa sobre la tiroides, está regulado por un efecto en cascada. En la práctica, el hipotálamo libera una pequeña hormona, TRH, que induce a la glándula pituitaria a producir TSH. Esta última, a su vez, estimula la tiroides para que secrete sus hormonas específicas. Esta cadena de acontecimientos significa que el cuerpo puede reaccionar ante diversos estímulos: entre ellos, por ejemplo, una disminución de la temperatura exterior. De hecho, cuando sentimos una sensación de frío, el hipotálamo ordena a la glándula pituitaria que produzca TSH, y esto induce a la tiroides a liberar otras hormonas, que tienen el efecto de aumentar la temperatura corporal. En este punto, una vez conseguido el objetivo (ya no sentimos el frío), se detiene el efecto cascada y cesa la producción hormonal previa.

La LH y la FSH, al igual que la TSH, regulan la actividad de las gónadas, los órganos reproductores masculinos y femeninos (testículos y ovarios). Una vez producidas por la glándula pituitaria, la hormona luteinizante (LH) y la hormona folículo estimulante (FSH) ingresan en el torrente sanguíneo y llegan a las células diana donde, gracias a receptores específicos, desencadenan diferentes mecanismos en hombres y mujeres. Podemos definirlas como «hormonas de la fertilidad», ya que regulan la actividad de las glándulas sexuales (testículos y ovarios), que también son glándulas endocrinas que no sólo producen células reproductoras (espermatozoides y óvulos), sino que, a su vez, secretan hormonas (estrógenos, progesterona, testosterona), asegurando así la supervivencia de la especie y regulando la composición corporal. De hecho, los esteroides sexuales son esenciales para mantener el tono muscular, hasta el punto de que se incluyen entre las sustancias prohibidas para los deportistas porque aumentan la masa y la potencia muscular.

La hipófisis intermedia

La hipófisis intermedia es una lámina delgada que en realidad no produce una gran cantidad de hormonas, pero sí una importante, una macromolécula llamada proopiomelanocortina (POMC), de la que se «cortan» pequeños trozos que generan otras hormonas. Entre ellas se encuentra la MSH (hormona estimulante de melanocitos), la hormona que producimos cuando nos exponemos al sol y que induce a las células a generar melanina, la sustancia que confiere a la piel el color ámbar propio del bronceado.

A partir del corte de POMC también se crea la betaendorfina, una hormona fundamental porque nos quita el dolor cuando sufrimos un trauma o nos encontramos en un estado de sufrimiento agudo.

Finalmente, la macromolécula también genera la hormona ACTH (adrenocorticotrópica), que estimula a la glándula suprarrenal a producir cortisol, responsable de regular la respuesta al estrés. Sin embargo, la ACTH también es producida por células específicas de la adenohipófisis.

La hipófisis posterior

También llamada neurohipófisis, la glándula pituitaria posterior es esa pequeña parte de la glándula que actúa como contenedor de hormonas producidas directamente por el cerebro. Las dos más importantes son la ADH, o vasopresina, y la oxitocina.

- *ADH o vasopresina.* Es la hormona antidiurética, fundamental para mantener el equilibrio adecuado del agua que constituye gran parte de nuestro organismo. Actúa a través de receptores específicos situados en el riñón, que permiten la reabsorción de agua gracias a la acción de unas proteínas llamadas «acuaporinas»: estas captan el agua que pasa por el riñón, la recogen y la devuelven al torrente sanguíneo, evitando así que nuestro organismo se deshidrate. Este fenómeno también contribuye a la regulación de la presión arterial: cuando baja demasiado, se produce la hormona y garantiza que el agua vuelva a la sangre y los valores de presión arterial recuperen la absoluta normalidad. Por esa razón, la ADH también se llama «vasopresina».

- *Oxitocina.* La hormona se produce de dos maneras diferentes: una directa, por ejemplo, debido a la presión sobre el cuello uterino cuando el feto se posiciona para prepararse para la fase de expulsión del parto, y una endocrina, a través de su liberación por el cerebro en el momento en que comienzan las primeras contracciones uterinas en el parto. Sin embargo, este fenómeno no se produce sólo durante el parto: la oxitocina, de hecho, es la hormona que da a la madre la señal de que el niño es precisamente «suyo», por lo que se la define como la «hormona de la maternidad», no sólo en el momento del nacimiento, sino como una percepción de la experiencia de la maternidad misma. Esto lo confirma el hecho de que en los seres vivos en los que no se produce prolactina, por ejemplo en los roedores, la madre no reconoce a las crías que ha parido e incluso puede alimentarse de ellas.

La oxitocina se ha ganado el sobrenombre adicional de «hormona del amor y del bienestar». Se secreta, por ejemplo, cuando abrazamos a otra persona o incluso a una mascota. Parece poder reducir el estrés y quizá fortalecer los vínculos entre las personas.

La epífisis, que nos hace dormir

La epífisis es una pequeña glándula endocrina también conocida como «glándula pineal», debido a su forma que recuerda a la de una piña. Es responsable de la secreción de la melatonina, que regula el sueño.

Melatonina. Es la hormona más importante que regula el ritmo sueño-vigilia. Tiene un pico por la noche, en la oscuridad, y valores mucho más bajos durante el día. La melatonina tiene un efecto sedante: induce el sueño. Su precursor biológico es la serotonina.

La tiroides y el control de peso

La tiroides es considerada la estrella de las glándulas endocrinas, por ser la más conocida. Organizada de manera especial, produce hormonas de forma continua, almacenándolas en pequeños depósitos dentro de un líquido llamado «coloide». Cuando es necesario, las hormonas se extraen del coloide y se introducen en el torrente sanguíneo para realizar su tarea.

Las células de la glándula tienen una estructura folicular (folículos tiroideos): los principales son los tirocitos, que producen las hormonas T3 y T4. Las células ubicadas en los espacios entre los folículos secretan otra hormona, llamada «calcitonina».

Hormonas tiroideas. Tienen una estructura particular: derivan de un aminoácido, por lo tanto son muy pequeñas, y están unidas a un oligoelemento específico, el yodo, que se acumula exclusivamente en la tiroides. Son:

- T3, que contiene tres átomos de yodo (triyodotironina).
- T4, que contiene cuatro átomos de yodo (tetrayodotironina o tiroxina).

Alrededor del 90 por 100 de las hormonas tiroideas son T4, mientras que el 10 por 100 son T3. Una pequeña ración de estas hormonas viaja por la sangre, y es la que se mide cuando hacemos pruebas para comprobar la funcionalidad de la tiroides (hablamos de *free*-T3 y *free*-T4, en siglas FT3 y FT4).

Los receptores de estas hormonas se encuentran en todas las células de nuestro organismo; por lo tanto, podemos decir que no hay función que no esté bajo el control de las hormonas tiroideas. Éstas, de hecho:

- Estimulan todos los llamados procesos anabólicos (estimulando los huesos, los músculos e influyendo en el desarrollo, crecimiento y movimiento del cuerpo).
- Aumentan la oxidación de las células, controlando las enzimas que gobiernan el metabolismo energético.
- Regulan el control del peso (si la tiroides funciona mal, tendemos a acumular más líquido y grasa).

- Mejoran la función renal, el trabajo del corazón (gasto cardíaco) y la función respiratoria (ventilación).
- Contribuyen a la digestión de grasas, carbohidratos y proteínas.
- Actúan sobre la temperatura corporal (de hecho, si la tiroides funciona demasiado poco, sentimos frío; si funciona demasiado, siempre tenemos calor).
- En el feto y en el niño desarrollan el sistema nervioso central (cerebro) e influyen en la esfera psíquica y en el desarrollo psicomotor y cognitivo.

Las paratiroides y el equilibrio del calcio

Son muy pequeñas y están un poco escondidas detrás de la tiroides, pero no son menos importantes. Trabajan para mantener el equilibrio (en el lenguaje científico, «homeostasis») del calcio y el fósforo, dos oligoelementos esenciales para el funcionamiento de todas las células.

En particular, la reabsorción de calcio está bajo el control directo de dos hormonas: la calcitonina, producida por la tiroides, y la hormona paratiroidea, secretada por las paratiroides. Estas hormonas actúan en sincronía: la primera hace que baje el nivel de calcio en sangre y la segunda lo aumenta, para mantener siempre la cantidad ideal en circulación.

Además, la hormona paratiroidea actúa a varios niveles: a nivel renal y óseo, aumentando la reabsorción de calcio; a nivel intestinal, aumentando la producción de vitamina D, sustancia clave para mantener el equilibrio del propio calcio. Entonces, en pocas palabras, la calcitonina deja que el calcio entre en el hueso, y la parathormona, por otro lado, lo toma del hueso y lo transporta a la sangre.

Vitamina D. Existe otra hormona que juega un papel fundamental en la homeostasis del calcio: la vitamina D (el nombre científico de su forma activa es «calcitriol»). Transformada en el organismo, sirve para aumentar la absorción de este mineral a nivel intestinal y renal, y favorece su depósito en el hueso.

¿Cómo abastecerse de ella? Tanto a través de la piel, que lo sintetiza cuando nos exponemos a los rayos solares (¡aunque solo en verano!), como a través de la alimentación, introduciendo en la dieta alimentos ricos en ella (pescado, leche, hígado).

En realidad, todos tenemos cierta deficiencia de esta hormona vitamínica, debido a que está presente en cantidades modestas en los alimentos. Quizá deberíamos retomar la sana costumbre de la década de 1960: campamentos de verano para niños, con exposición diaria al sol durante cuatro meses, y una «carga» de vitamina D en los meses de invierno. Las personas de mi edad recuerdan de otra manera la cucharada de aceite de hígado de bacalao que se tomaba entre noviembre y diciembre.

Las glándulas suprarrenales que bombean adrenalina

Las glándulas suprarrenales son dos pequeñas glándulas ubicadas sobre los riñones y que realizan una importante función endocrina. Constan de dos partes:

1. Una externa, llamada «cortical» o «corteza», que produce aldosterona, cortisol y andrógenos.
2. Una interna, llamada «médula» o «medular», que secreta adrenalina y noradrenalina (catecolaminas).

Las catecolaminas. Podríamos definirlas como las hormonas de las emociones: cuando percibimos un peligro o cualquier amenaza a nuestra tranquilidad, la médula suprarrenal libera adrenalina y noradrenalina, que inmediatamente hacen sentir sus efectos: los latidos del corazón se aceleran y la frecuencia respiratoria aumenta. La aldosterona hace que el corazón bombee más sangre (sube la presión) y nuestro cuerpo, gracias al cortisol, se prepara para tener una reacción inmediata ante el evento estresante (como salir corriendo, por ejemplo).

Para algunas de estas hormonas, sin embargo, el mecanismo de ignición deriva de otra hormona, que mencionamos al hablar de la glándula pituitaria intermedia, la ACTH.

ACTH. Es el acrónimo de hormona adrenocorticotrópica (o corticotropina), producida por el «corte» de POMC en el lóbulo anterior e intermedio de la glándula pituitaria. La ACTH estimula la corteza suprarrenal para que produzca tres clases de hormonas diferentes: la aldosterona, que tiene la función de elevar la presión arterial; el cortisol, que sirve para regular la respuesta al estrés; y los andrógenos, útiles sobre todo para la maduración sexual (son los que se producen cuando aparecen los primeros signos de la pubertad, como el vello en el pubis y en las axilas).

El páncreas, crucial para el metabolismo

El páncreas es un órgano particular, porque tiene una parte que produce enzimas esenciales para la digestión y una parte endocrina, que libera esas hormonas de las que se ha hablado en los capítulos dedicados a los carbohidratos, las proteínas y las grasas.

EL CIRCUITO DEL HAMBRE

Las señales neuronales

Todo parte del cerebro, en particular del núcleo arqueado, en el que se encuentran dos poblaciones de neuronas:

- Orexigénicos, que estimulan el hambre, entre los que se incluyen el neuropéptido Y (NPY) y el péptido relacionado con la proteína agutí (AgRP, *Agouti-Related Protein*);
- Anorexigénicos, que suprimen el apetito e incluyen neuropéptidos vinculados a la proopiomelanocortina (POMC) y el CART *(Cocaine and Amphetamine-Regulated Transcript)*.

NPY. Puede considerarse el interruptor que desencadena el deseo de comer, y responde tanto al estado de ayuno como a la disminución de calorías introducida. Entre sus diversas funciones (supresión de la función reproductiva, relajación de la musculatura lisa, efecto ansiolítico), estimula la acumulación de grasa, induciendo así el aumento de peso.

AgRP. Actúa, a su vez, como señal orexigénica: es una proteína producida de manera directa por las neuronas del núcleo arqueado y conduce a una disminución del consumo energético.

POMC. Prohormona a la que están ligados neuropéptidos que regulan el estímulo de saciedad, transmitiendo así la señal de reducción del consumo de alimentos.

CART. Es un neuropéptido que produce en animales un comportamiento similar al de la cocaína y la anfetamina, mediador de la saciedad. Ésta es la razón por la que alguien con adicción a las anfetaminas o la cocaína puede pasar varios días sin comer.

Señales periféricas

Las neuronas implicadas en el mecanismo del hambre y la saciedad también reciben señales de hormonas producidas a nivel periférico, en particular en el intestino, el estómago y en el tejido adiposo.

La hormona que estimula el hambre es:

- La grelina.

Las sustancias que quitan el hambre son:

- El péptido YY.
- La colecistoquinina (CCK).
- El GLP-1.

- El GIP.
- La oxintomodulina.
- El glucagón.
- La leptina.

Por último, una posición importante la ocupa la insulina, que interviene para regular los niveles de azúcar en sangre y que es producida por el páncreas. Su antagonista es el glucagón.

Grelina. Es una hormona proteica muy poderosa, más conocida como hormona del hambre. Los efectos de la grelina están mediados por el núcleo arqueado y el tracto solitario (ubicado más centralmente en el cerebro), lo que resulta en la activación de la AgRP, que a su vez estimula el consumo de alimentos.

La grelina se produce principalmente en el estómago (pero también en una parte del intestino) y actúa sobre el almacenamiento de grasas, sobre la regulación del equilibrio energético y de azúcar, pero también desempeña una serie de otras funciones importantes:

- Protege los sistemas cardiovascular, muscular y óseo.
- Estimula la hormona del crecimiento.
- Actúa sobre el metabolismo de las células tumorales.

Péptido YY. Entre las hormonas anorexigénicas se encuentra el péptido YY, producido por el páncreas y secretado por las células L del tracto gastrointestinal (del íleon, el colon y el recto). Estas células liberan una cantidad de esta hormona en proporción a las calorías consumidas en cada comida.

Cuando los nutrientes llegan al intestino, el PYY entra en acción y recibimos la señal de que podemos dejar de comer porque nos hemos alimentado lo suficiente.

Dos cosas importantes que hay que saber sobre el péptido YY, que combate el hambre:

1. Su liberación también se ve influida por el ejercicio físico prolongado, en el sentido de que la práctica de deporte puede aumentar su secreción.
2. Sus niveles se ven afectados por los ácidos biliares utilizados en la digestión, lo que significa que cuanta más grasa pongamos en el plato, más aumentará su secreción en comparación con una comida rica en carbohidratos y proteínas.

Colecistoquinina (CCK). Es la primera hormona producida en el intestino que se ha demostrado que posee un papel importante en la regulación del mecanismo hambre-saciedad. Es secretada inmediatamente después de la comida por las células del intestino delgado y favorece la digestión de grasas y proteínas.

GLP-1. Se trata del *Glucagon-Like Peptide-1*, cuyos análogos se utilizan ampliamente en el tratamiento de la obesidad. Es una hormona perteneciente a las incretinas y es producida por las células L del intestino en cantidades proporcionales a las calorías consumidas con los alimentos. Su acción es bifásica, es decir, se produce a través de dos picos:

1. El primero se produce antes de que los nutrientes lleguen al intestino y su nivel aumenta inmediatamente después

de la comida (en este caso, sin embargo, rico en hidratos de carbono, porque el GLP-1 interviene en la síntesis y liberación de insulina).

2. El segundo pico se produce durante la absorción de ácidos grasos por el intestino, con la activación de los receptores de la propia hormona.

En resumen, así es como se comporta esta hormona:

- Potencia la acción estimulante de la glucosa sobre la secreción de insulina y, por tanto, contribuye a reducir los niveles de azúcar en sangre.
- Reduce el vaciado del estómago y la motilidad intestinal, prolongando la sensación de saciedad.
- Dificulta la ingesta de nuevos alimentos.

El GLP-1 también tiene receptores en el cerebro, por lo que juega una función importante en la gestión del hambre nerviosa.

GIP. Se trata de la hormona *Glucose-dependent Insulinotropic Peptide*, perteneciente a las incretinas y encargada de controlar el azúcar en sangre, especialmente después de las comidas. Se produce para retardar la motilidad gástrica y estimular la secreción de insulina al mismo tiempo.

Oxintomodulina. Es otra hormona intestinal que se produce tras la comida: activa los receptores GLP-1 y de glucagón, reduciendo el hambre y aumentando el gasto energético. Por tanto, tiene un efecto positivo sobre el peso corporal y contribuye a mantener la temperatura corporal.

Leptina. Si la grelina se define como la hormona del hambre, la leptina puede definirse como la hormona de la saciedad. Es una hormona proteica, un polipéptido bastante grande, que pertenece a la familia de las citocinas (junto con otras hormonas, como la GH y la prolactina). Es activada por el receptor del núcleo arqueado y actúa a varios niveles:

- Aumenta el metabolismo de la glucosa.
- Favorece la oxidación de las reservas de ácidos grasos.
- Mejora el consumo de oxígeno interviniendo en el equilibrio energético.

Activa directamente las neuronas POMC que suprimen el hambre, provocando una reducción inmediata del consumo de alimentos. Esta hormona, sin embargo, no sólo afecta al apetito. Entre otras cosas, de hecho, la leptina:

- Aumenta la presión arterial.
- Regula la secreción de hormonas tiroideas.
- Promueve la producción de células sanguíneas (hematopoyesis).
- Actúa sobre la formación ósea.
- Afecta a la frecuencia cardíaca.
- Está implicada en el sistema reproductivo.

Insulina. En el sistema hambre-saciedad, la insulina juega un papel fundamental. Es una hormona producida por células específicas del páncreas (beta), en los islotes de Langerhans. Su principal tarea es dejar entrar la glucosa en las células (por lo que tiene una acción hipoglucemiante, es decir, reduce el azúcar en sangre), que estimula su utilización para la producción de energía.

Cuando sentimos hambre y empezamos a comer, la glucosa en sangre aumenta y el páncreas libera insulina. Esta última permite que el azúcar entre en las células, en parte para utilizarlo inmediatamente y en parte para almacenarlo como suministro de energía. Cuando el azúcar en sangre comienza a bajar, la producción de insulina también disminuye y volvemos a sentir hambre.

Dentro de este circuito, cuando los niveles de azúcar en sangre bajan, interviene el glucagón, que recurre a las reservas de glucosa (presentes tanto en los músculos como en el hígado) para equilibrar los niveles de azúcar en sangre y eliminar la sensación de hambre, prolongando el tiempo de saciedad.

El sistema del placer

El placer que producen neurotransmisores específicos de nuestro cerebro, como la dopamina y la serotonina, juega un papel fundamental en la ingesta de alimentos, tanto es así que, según algunos investigadores, ésta es la verdadera motivación que nos impulsa a comer.

Serotonina. Es un neurotransmisor y una hormona, presente principalmente en el cerebro y el tracto gastrointestinal. También se la llama la «hormona de la felicidad», reputación que se ha ganado porque sus niveles cerebrales están implicados en la regulación de:

- El humor.
- El sueño.
- El apetito.
- Las emociones.

Una mayor secreción de serotonina en el cerebro aporta buen humor y calma y reduce la ansiedad: por eso se utilizan fármacos serotoninérgicos en el tratamiento de la depresión. En realidad, la serotonina también es muy importante para perder peso, en el sentido de que, por ejemplo, estimula la sensación de saciedad.

La serotonina también actúa como precursora de la melatonina, la hormona que regula el sueño. Pero también tiene un vínculo muy fuerte con la insulina, cuya liberación promueve.

El sistema dopaminérgico. Toma su nombre del neurotransmisor dopamina y tiene la función, entre otras, de codificar las señales de placer y recompensa relacionadas con la comida. La dopamina tiene receptores en todas las células y su deficiencia o mal funcionamiento se asocia a menudo con formas de adicción (al alcohol, a la nicotina, a los cannabinoides).

En las personas obesas, el nivel de dopamina es generalmente bajo, pero se trata de un fenómeno aún en estudio; es decir, no se sabe si es el aumento de peso lo que provoca el colapso de la dopamina o una reducción del sistema dopaminérgico lo que favorece los kilos de más.

El sistema endocannabinoide. En la zona del cerebro donde se encuentra el núcleo arqueado, las funciones más importantes las lleva a cabo el sistema cannabinoide, producido dentro de las células neuronales (endocannabinoides). Este sistema interactúa tanto con las señales de hambre como de saciedad (tanto es así que quienes consumen frecuentemente cannabis y derivados de la marihuana, que tienen receptores específicos en esta zona, tienen lo que se llama «hambre química»), pero también afecta al metabolismo de ácidos grasos y su síntesis por el hígado, a la utilización de los azúcares por los músculos y a la de las grasas por el tejido adiposo. Es un sistema generalizado muy importante para nuestra salud, incluso en la respuesta al estrés, y una deficiencia en la producción de endocannabinoides se asocia a la depresión. Por otro lado, su hiperactividad acompaña a los trastornos metabólicos y alimentarios y contribuye al desarrollo de obesidad abdominal, dislipidemia e hiperglucemia.

Bibliografía

AA.VV.: «No Silos: Sinergie per Contrastare l'Obesità», en *Obesity Monitor*, IBDO Foundation 2023, Edizioni G. Novelli.

ADAFER R., MESSAADI W., MEDDAHI M., PATEY A., HADERBACHE A., BAYEN S. y MESSAADI N.: «Food Timing, Circadian Rhythm and Chrononutrition: A Systematic Review of Time-Restricted Eating's Effects on Human Health», en *Nutrients*, 8 diciembre 2020, 12(12): 3770.

AGNOLI C., BARONI L., BERTINI I., CIAPPELLANO S., FABBRI A., PAPA M., PELLEGRINI N., SBARBATI R., SCARINO M. L., SIANI V., y SIERI S.: «Position paper on vegetarian diets from the working group of the Italian Society of Human Nutrition», en *Nutrition, Metabolism and Cardiovascular Diseases*, diciembre 2017, 27(12): 1037-1052.

ALMOOSAWI S., VINGELIENE S., GACHON F., VOORTMAN T., PALLA L., JOHNSTON J. D., VAN DAM R. M., DARIMONT C. y KARAGOUNIS L. G.: «Chronotype: Implications for Epidemiologic Studies on Chrono-Nutrition and Cardiometabolic Health», en *Advances in Nutrition [Adv Nutr]*, 1 enero 2019, 10(1): 30-42.

ALMOOSAWI S., VINGELIENE S., KARAGOUNIS L. G. y POT G. K.: «Chrononutrition: a review of current evidence from observational studies on global trends in time-of-day of energy intake and its association with obesity», en *Proc Nutr Soc*, noviembre 2016, 75(4): 487-500.

Antza C., Kostopoulos G., Mostafa S., Nirantharakumar K. y Tahrani A.: «The links between sleep duration, obesity and type 2 diabetes mellitus», en *Journal of Endocrinology*, 13 diciembre 2021, 252(2): 125-141.

Arroyo-Johnson C. y Mincey K. D.: «Obesity Epidemiology Worldwide», en *Gastroenterology Clinics of North America*, diciembre 2016, 45(4): 571-579.

Asher G. y Sassone-Corsi P.: «Time for food: the intimate interplay between nutrition, metabolism, and the circadian clock», en *Cell*, 26 mar. 2015, 161(1): 84-92.

Atkinson F. S., Foster-Powell K. y Brand-Miller J. C.: «International tables of glycemic index and glycemic load values: 2008», en *Diabetes Care*, 2008, 31(12): 2281-2283.

Augustin L. S. A., Kendall C. W. C., Jenkins D. J. A., Willett W. C., Astrup A., Barclay A. W., Björck I., Brand-Miller J. C., Brighenti F., Buyken A. E., Ceriello A., La Vecchia C., Livesey G., Liu S., Riccardi G., Rizkalla S. W., Sievenpiper J. L., Trichopoulou A., Wolever T. M. S., Baer-Sinnott S. y Poli A.: «Glycemic index, glycemic load and glycemic response: An International Scientific Consensus Summit from the International Carbohydrate Quality Consortium (ICQC)», en *Nutrition Metabolism Cardiovascular Diseases*, septiembre 2015, 25(9): 795-815.

Barrea L., Arnone A., Annunziata G., Muscogiuri G., Laudisio D., Salzano C., Pugliese G., Colao A. y Savastano S.: «Adherence to the Mediterranean Diet,

Dietary Patterns and Body Composition in Women with Polycystic Ovary Syndrome (PCOS)», en *Nutrients*, 23 septiembre 2019, 11(10): 2278.

BARREA L., BALATO N., DI SOMMA C., MACCHIA P. E., NAPOLITANO M., SAVANELLI M. C., ESPOSITO K., COLAO A. y SAVASTANO S.: «Nutrition and psoriasis: is there any association between the severity of the disease and adherence to the Mediterranean diet?», en *J Transl Med*, 27 enero 2015, 13, 18.

BARREA L., CACCIAPUOTI S., MEGNA M., VERDE L., MARASCA C., VONO R., CAMAJANI E., COLAO A., SAVASTANO S., FABBROCINI G. y MUSCOGIURI G.: «The effect of the ketogenic diet on Acne: Could it be a therapeutic tool?», en *Critical Reviews in Food Science and Nutrition* [*Crit Rev Food Sci Nutr*], 13 febrero 2023, 1-20.

BARREA L., CAPRIO M., TUCCINARDI D., MORICONI E., DI RENZO L., MUSCOGIURI G., COLAO A. y SAVASTANO S.: «Obesity Programs of nutrition, Education, Research and Assessment (OPERA) group. Could ketogenic diet "starve" cancer? Emerging Evidence», en *Crit Rev Food Sci Nutr*, 2022, 62(7): 1800-1821.

BARREA L., FRIAS-TORAL E., APRANO S., CASTELLUCCI B., PUGLIESE G., RODRIGUEZ-VEINTIMILLA D., VITALE G., GENTILINI D., COLAO A., SAVASTANO S. y MUSCOGIURI G.: «The clock diet: a practical nutritional guide to manage obesity through chrononutrition», en *Minerva Medica*, febrero 2022, 113(1): 172-188.

BARREA L., MUSCOGIURI G., DE ALTERIIS G., PORCELLI T., VETRANI C., VERDE L., APRANO S., FONDERICO F., TRONCONE G., COLAO A. y SAVASTANO S.: «Adherence to the Mediterranean Diet as a Modifiable Risk Factor for Thyroid Nodular Disease and Thyroid Cancer: Results From a Pilot Study», en *Frontiers of Nutrition*, jun. 2022 17, 9, 944200.

Barrea L., Muscogiuri G., Di Somma C., Tramontano G., De Luca V., Illario M., Colao A. y Savastano S.: «Association between Mediterranean diet and hand grip strength in older adult women», en *Clinical Nutrition*, abril 2019, 38(2): 721-729.

Barrea L., Muscogiuri G., Frias-Toral E., Laudisio D., Pugliese G., Castellucci B., Garcia-Velasquez E., Savastano S. y Colao A.: «Nutrition and immune system: from the Mediterranean diet to dietary supplementary through the microbiota», en *Crit Rev Food Sci Nutr*, 2021, 61(18): 3066-3090.

Barrea L., Muscogiuri G., Laudisio D., Pugliese G., de Alteriis G., Colao A. y Savastano S.: «Influence of the Mediterranean Diet on 25-Hydroxyvitamin D Levels in Adults», en *Nutrients,* 2020 16 mayo, 12(5), 1439.

Barrea L., Muscogiuri G., Pugliese G., de Alteriis G., Colao A. y Savastano S.: «Metabolically Healthy Obesity (MHO) vs. Metabolically Unhealthy Obesity (MUO) Phenotypes in PCOS: Association with Endocrine-Metabolic Profile, Adherence to the Mediterranean Diet, and Body Composition», en *Nutrients*, 2 noviembre 2021, 13(11): 3925.

Barrea L., Pugliese G., Framondi L., Di Matteo R., Laudisio D., Savastano S., Colao A. y Muscogiuri G.: «Does Sars-Cov-2 threaten our dreams? Effect of quarantine on sleep quality and body mass index», en *J Transl Med*, 18 agosto 2020, 18(1): 318.

Barrea L., Pugliese G., Frias-Toral E., Napolitano B., Laudisio D., Aprano S., Ceriani F., Savastano S., Colao A. y Muscogiuri G.: «Is there a relationship between the ketogenic diet and sleep disorders?», en *International Journal of Food Science and Nutrition* [*Int J Food Sci Nutr*], mayo 2022, 73(3): 285-295.

Barrea L., Pugliese G., Laudisio D., Colao A., Savastano S. y Muscogiuri G.: «Mediterranean diet as medical prescription in menopausal women with obesity: a practical guide for nutritionists», en *Crit Rev Food Sci Nutr*, 2021, 61(7): 1201-1211.

Barrea L., Verde L., Annunziata G., Camajani E., Caprio M., Sojat A. S., Marina L. V., Guarnotta V., Colao A. y Muscogiuri G.: «Role of Mediterranean diet in endocrine diseases: a joint overview by the endocrinologist and the nutritionist», en *Journal of Endocrinology Investigation* [*J Endocrinol Invest*], 11 septiembre 2023.

Barrea L., Verde L., Camajani E., Cernea S., Frias-Toral E., Lamabadusuriya D., Ceriani F., Savastano S., Colao A. y Muscogiuri G.: «Ketogenic Diet as Medical Prescription in Women with Polycystic Ovary Syndrome (PCOS)», en *Current Nutrition Reports* [*Curr Nutr Rep*], 12 marzo 2023, 12(1): 56-64.

Barrea L., Verde L., Camajani E., Šojat A. S., Marina L., Savastano S., Colao A., Caprio M. y Muscogiuri G.: «Effects of very low-calorie ketogenic diet on hypothalamic-pituitary-adrenal axis and renin-angiotensin-aldosterone system», en *J Endocrinol Invest*, agosto 2023, 46(8): 1509-1520.

Bauer P. V., Hamr S. C. y Duca F. A.: «Regulation of energy balance by a gut-brain axis and involvement of the gut microbiota», en *Cellular and Molecular Life Sciences* [*Cell Mol Life Sci*], febrero 2016, 73(4): 737-755.

Begg D. P. y Woods S. C.: «The endocrinology of food intake», en *Nat Rev Endocrinol*, 2013, 9, 584-597.

Berghofer A. *et al.*: «Obesity prevalence from a European perspective: a systematic review», en *BMC Public Health*, 2008, 200, 1471-2458.

Blundell J. E. y Bellisle F.: *Satiation, satiety and the control of food intake. Theory and practice*, Woodhead Publishing, 2013.

Boone J. E., Gordon-Larsen P., Adair L. S. y Popkin B. M.: «Screen time and physical activity during adolescence: longitudinal effects on obesity in young adulthood», en *International Journal of Behavioral Nutrition and Physical Activity*, 8 junio 2007, 4, 26.

Burman D.: «Sleep Disorders: Circadian Rhythm Sleep-Wake Disorders», en *FP Essentials*, septiembre 2017, 460, 33-36.

Camajani E., Feraco A., Verde L., Moriconi E., Marchetti M., Colao A., Caprio M., Muscogiuri G. y Barrea L.: «Ketogenic Diet as a Possible Non-pharmacological Therapy in Main Endocrine Diseases of the Female Reproductive System: A Practical Guide for Nutritionists», en *Current Obesity Report*, septiembre 2023, 12(3): 231- 249.

Camilleri M.: «Peripheral mechanisms in appetite regulation», en *Gastroenterology*, mayo 2015, 148(6): 1219-1233.

Caprio M., Infante M., Moriconi E., Armani A., Fabbri A., Mantovani G., Mariani S., Lubrano C., Poggiogalle E., Migliaccio S., Donini L. M., Basciani S., Cignarelli A., Conte E., Ceccarini G., Bogazzi F.,

Cimino L., Condorelli R. A., La Vignera S., Calogero A. E., Gambineri A., Vignozzi L., Prodam F., Aimaretti G., Linsalata G., Buralli S., Monzani F., Aversa A., Vettor R., Santini F., Vitti P., Gnessi L., Pagotto U., Giorgino F., Colao A. y Lenzi A.: «Cardiovascular Endocrinology Club of the Italian Society of Endocrinology. Very-low-calorie ketogenic diet (VLC-KD) in the management of metabolic diseases: systematic review and consensus statement from the Italian Society of Endocrinology (SIE)», en *J Endocrinol Invest*, noviembre 2019, 42(11): 1365-1386.

Castellucci B., Barrea L., Laudisio D., Aprano S., Pugliese G., Savastano S., Colao A. y Muscogiuri G.: «Improving sleep disturbances in obesity by nutritional strategies: review of current evidence and practical guide», en *Int J Food Sci Nutr*, agosto 2021, 72(5): 579-591.

Cienfuegos S., Corapi S., Gabel K., Ezpeleta M., Kalam F., Lin S., Pavlou V. y Varady K. A.: «Effect of Intermittent Fasting on Reproductive Hormone Levels in Females and Males: A Review of Human Trials», en *Nutrients*, 3 junio 2022, 14(11): 2343.

Colao A., Vetrani C., Muscogiuri G., Barrea L., Tricopoulou A., Soldati L. Piscitelli P. y Unesco Chair on Health Education and Sustainable Development: «"Planeterranean" Diet: extending worldwide the health benefits of Mediterranean Diet based on nutritional properties of locally available foods», en *Journal of Translational Medicine* [*J Transl Med*], 17 mayo 2022, 20(1): 232.

Cork S. C.: «The role of the vagus nerve in appetite control: Implications for the pathogenesis of obesity», en

Journal of Neuroendocrinology, noviembre 2018, 30(11): e12643.

CRAIG W. J.: «Nutrition concerns and health effects of vegetarian diets», en *Nutrition in Clinical Practice*, diciembre 2010, 25(6): 613-620.

CROOKS B., STAMATAKI N. S. y McLAUGHLIN J. T.: «Appetite, the enteroendocrine system, gastrointestinal disease and obesity», en *Proc Nutr Soc*, feb. 2021, 80(1): 50-58.

DAVIDSON T. M. y PATEL M. R.: «Waist circumference and sleep disordered breathing», en Laryngoscope, febrero 2008, 118(2): 339-347.

DINU M., ABBATE R., GENSINI G. F., CASINI A. y SOFI F.: «Vegetarian, vegan diets and multiple health outcomes: A systematic review with meta-analysis of observational studies», en *Crit Rev Food Sci Nutr*, 22 noviembre 2017, 57(17): 3640-3649.

DOCIMO A., VERDE L., BARREA L., VETRANI C., MEMOLI P., ACCARDO G., COLELLA C., NOSSO G., ORIO M., RENZULLO A., SAVASTANO S., COLAO A. y MUSCOGIURI G.: «Type 2 Diabetes: Also a "Clock Matter"?», en *Nutrients*, 16 marzo 2023, 15(6): 1427.

DOHERTY R., MADIGAN S., WARRINGTON G. y ELLIS J.: «Sleep and Nutrition Interactions: Implications for Athletes», en *Nutrients*, 11 abril 2019, 11(4): 822.

DOMINGUEZ L. J., DI BELLA G., VERONESE N. y BARBAGALLO M.: «Impact of Mediterranean Diet on Chronic Non-Communicable Diseases and Longevity», *en Nutrients*, 12 junio 2021, 13(6): 2028.

DONG T. A., SANDESARA P. B., DHINDSA D. S., MEHTA A., ARNESON L. C., DOLLAR A. L., TAUB P. R. E SPERLING L. S.: «Intermittent Fasting: A Heart Healthy Dietary Pattern?», en *American Journal of Medicine* [*Am J Med*], agosto 2020, 133(8): 901-907.

DUREGON E., POMATTO-WATSON L. C. D. D., BERNIER M., PRICE N. L. y DE CABO R.: «Intermittent fasting: from calories to time restriction», en *Geroscience*, junio 2021, 43(3): 1083-1092.

ESPITIA-BAUTISTA E., VELASCO-RAMOS M. *et al.*: «Social jet-lag potentiates obesity and metabolic syndrome when combined with cafeteria diet in rats», en *Metabolism*, julio 2017, 72, 83-93.

FANTI M., MISHRA A., LONGO V. D. y BRANDHORST S.: «Time-Restricted Eating, Intermittent Fasting, and Fasting-Mimicking Diets in Weight Loss», en *Current Obesity Report*, 10 junio 2021, 10(2): 70-80.

FRANZAGO M., ALESSANDRELLI E., NOTARANGELO S., STUPPIA L. y VITACOLONNA E.: «Chrono-Nutrition: Circadian Rhythm and Personalized Nutrition», en *International Journal of Molecular Sciences* [*Int J Mol Sci*], 29 enero 2023, 24(3): 2571.

GAMBLE K. L., BERRY R., FRANK S. J. y YOUNG M. E.: «Circadian clock control of endocrine factors», en *Nat Rev Endocrinol*, agosto 2014, 10(8): 466-475.

GARAULET M. y GÓMEZ-ABELLÁN P.: «Chronobiology and Obesity», en *Nutrición Hospitalaria*, septiembre 2013, 28(Supl. 5): 114-120.

GARAULET M., ORDOVÁS J. M. y MADRID J. A.: «The chronobiology, etiology and pathophysiology of obesity», en *Int J Obes* (Londres), diciembre 2010, 34(12): 1667-1683.

GARCÍA-AVILES J. E., MÉNDEZ-HERNÁNDEZ R. *et al.*: «Metabolicbances Induced by Sleep Restriction as Potential

Triggers for Alzheimer's Disease», en *Frontiers in Integrative Neuroscience*, 3 septiembre 2021, 15, 722523.

GIACCO R., COSTABILE G. y RICCARDI G.: «Metabolic effects of dietary carbohydrates: The importance of food digestion», en *Food Research International*, 2016, 88, 336-341.

GUASCH-FERRÉ M. y WILLETT W. C.: «The Mediterranean diet and health: a comprehensive overview», en *Journal of Internal Medicine* [*J Intern Med*], septiembre 2021, 290(3): 549-566.

HAN P., BAGENNA B. y FU M.: «The sweet taste signalling pathways in the oral cavity and the gastrointestinal tract affect human appetite and food intake: a review», en *Int J Food Sci Nutr*, marzo 2019, 70(2): 125-135.

HARGENS T. A., KALETH A. S., EDWARDS E. S. y BUTNER K. L.: «Association between sleep disorders, obesity, and exercise: a review», en *Nature and Science of Sleep*, 1 marzo 2013, 5: 27-35.

HARGREAVES S. M., RAPOSO A., SARAIVA A. y ZANDONADI R. P.: «Vegetarian Diet: An Overview through the Perspective of Quality of Life Domain's», en *International Journal of Environmental Research and Public Health* [*Int J Environ Res Public Health*], 12 abril 2021, 18(8): 4067.

HARGREAVES S. M., ROSENFELD D. L., MOREIRA A. V. B. y ZANDONADI R. P.: «Plant-based and vegetarian diets: an overview and definition of these dietary patterns», en *European Journal of Nutrition* [*Eur J Nutr*], abril 2023, 62(3): 1109-1121.

HASLAM D.W. y JAMES W. P.: «Obesity», en *Lancet*, 1 octubre 2005, 366(9492): 1197-209.

HAWKES C.: «Uneven dietary development: linking the policies and processes of globalization with the nutrition transition, obesity and diet-related chronic diseases», en *Global Health*, marzo 2006, 28(2): 4.

HAWLEY J. A., SASSONE-CORSI P. y ZIERATH J. R.: «Chrononutrition for the prevention and treatment of obesity and type 2 diabetes: from mice to men», en *Diabetologia,* noviembre 2020, 63(11): 2253-2259.

HEISLER L. K. y LAM D. D.: «An appetite for life: brain regulation of hunger and satiety», en *Current Opinion in Pharmacology* [*Curr Opin Pharmacol*], diciembre 2017, 37, 100-106.

HENRY C. J., KAUR B. y QUEK R. Y. C.: «Chrononutrition in the management of diabetes», en *Nutrition & Diabetes*, 19 febrero 2020, 10(1): 6.

HIYAMA T. Y. y NODA M.: «Sodium sensing in the subfornical organ and body-fluid homeostasis», en *Neuroscience Research*, diciembre 2016, 113: 1-11.

HOLST J. J.: «Discovery of the GI Effects of GLP-1: An Historical Perspective», en *Digestive Diseases and Sciences* [*Dig Dis Sci*], julio 2022, 67(7): 2716-2720.

HUANG L. Y., CHIU C. J. *et al.*: «Interferon Family Cytokines in Obesity and Insulin Sensitivity», en *Cells*, 14 diciembre 2022, 11(24): 4041.

HUNGER D. J.: «Ghrelin and the gut», en *Brain Research*, 15 agosto 2018, 1693(Pt B), 154-158.

HUSEINOVIC E., WINKVIST A., FREISLING H., SLIMANI N., BOEING H., BUCKLAND G., SCHWINGSHACKL L., OLSEN A., TJØNNELAND A., STEPIEN M., BOUTRON-RUAULT M. C., MANCINI F., ARTAUD F., KÜHN T., KATZKE V., TRICHOPOULOU A., NASKA A., ORFANOS P., TUMINO R., MASALA G., KROGH V., SANTUCCI DE MAGISTRIS M., OCKÉ M. C., BRUSTAD M., JENSEN T. E., SKEIE G., ROdríguez-Barranco M., Huerta J. M., Ardanaz E., Quirós J. R., Jakszyn P., Sonestedt E., Ericson U., Wennberg M., Key T. J., Aune D., Riboli E., Weiderpass E. y Bertéus Forslund H.: «Timing of eating across ten European countries – results from the European Prospective Investigation into Cancer and Nutrition (EPIC) calibration study», en *Public Health Nutrition*, febrero 2019, 22(2): 324-335.

Itsiopoulos C., Mayr H. L. y Thomas C. J.: «The anti-inflammatory effects of a Mediterranean diet: a review», en *Current Opinion en Clinical Nutrition & Metabolic Care* [*Curr Opin Clin Nutr Metab Care*], 1 noviembre 2022, 25(6): 415-422.

Jakubowicz D., Barnea M. *et al.*: «High caloric intake at breakfast vs. dinner differentially influences weight loss of overweight and obese women», en *Obesity* (Silver Spring), diciembre 2013, 21(12): 2504-2512.

Jenkins D. J., Wolever T. M., Taylor R. H., Barker H., Fielden H., Baldwin J. M., Bowling A. C., Newman H. C., Jenkins A. L. y Goff D. V.: «Glycemic index of foods: a physiological basis for carbohydrate exchange», en *Am J Clin Nut*, marzo 1981, 34(3): 362-366.

Johnston J. D., Ordovás J. M., Scheer F. A. y Turek F. W.: «Circadian Rhythms, Metabolism, and Chrononutrition in Rodents and Humans», en *Adv Nutr*, 15 marzo 2016, 7(2): 399-406.

Jung C. M., Melanson E. L., Frydendall E. J., Perreault L., Eckel R. H. y Wright K. P.: «Energy expenditure during sleep, sleep deprivation and sleep following sleep deprivation in adult humans», en *Journal of Physiology*, 1 enero 2011, 589(Pt 1): 235-244.

Kabisch S., Weickert M. O. y Pfeiffer A. F. H.: «The role of cereal soluble fiber in the beneficial modulation of glycometabolic gastrointestinal hormones», en *Crit Rev Food Sci Nutr*, noviembre 2022, 1-17.

Kaelberer M. M. y Bohórquez D. V.: «The now and then of gut-brain signaling», en *Brain Research*, 15 agosto 2018, 1693(Pt B): 192-196.

Katsi V., Papakonstantinou I. P., Soulaidopoulos S., Katsiki N. y Tsioufis K.: «Chrononutrition in Cardiometabolic Health», en *Journal of Clinical Medicine* [*J Clin Med*], 7 enero 2022, 11(2): 296.

Kiely M. E.: «Risks and benefits of vegan and vegetarian diets in children», en *Proceedings of the Nutrition Society* [*Proc Nutr Soc*], mayo 2021, 80(2): 159-164.

Kim B. H., Joo Y., Kim M. S., Choe H. K., Tong Q. y Kwon O.: «Effects of Intermittent Fasting on the Circulating Levels and Circadian Rhythms of Hormones», en *Endocrinology and Metabolism* (Seoul), agosto 2021, 36(4): 745-756.

Kim Y. y Je Y.: «Dietary glycemic index, glycemic load and all-cause and cause-specific mortality: A meta-analysis of prospective cohort studies», en *Clinical Nutrition*, octubre 2023, 42(10): 1827-1838.

Knudsen L. B., Secher A., Hecksher-Sørensen J. y Pyke C.: «Long-acting glucagon-like peptide-1 receptor agonists have direct access to and effects on pro-opiomelanocortin/cocaine-and amphetamine-stimulated transcript neurons in the mouse hypothalamus», en *Journal of Diabetes Investigation* [*J Diabetes Investig*], abril 2016, 7 Supl. 1(Supl. 1): 56-63.

Kohsaka A., Laposky A. D. *et al.*: «High-fat diet disrupts behavioral and molecular circadian rhythms in mice», en *Cell Metabolism*, noviembre 2007, 6(5): 414-421.

Krieger J. P.: «Intestinal glucagon-like peptide-1 effects on food intake: Physiological relevance and emerging mechanisms», en *Peptides*, septiembre 2020, 131, 170342.

Kullmann S., Kleinridders A., Small D. M., Fritsche A., Häring H. U., Preissl H. y Heni M.: «Central nervous pathways of insulin action in the control of metabolism and food intake», en *Lancet Diabetes Endocrinology*, 8 de junio 2020, 8(6): 524-534.

Lean M. E. y Malkova D.: «Altered gut and adipose tissue hormones in overweight and obese individuals: cause or consequence?», en *Int J Obes* (Londres), abril 2016, 40(4), 622-632.

Lévy P., Kohler M. *et al.*: «Obstructive sleep apnoea syndrome», en *Nature Reviews Disease Primers*, 25 junio 2015, 1, 15015.

Liu S., Willett W. C., Stampfer M. J., Hu F. B., Franz M., Sampson L., Hennekens C. H. y Manson J. E.: «A prospective study of dietary glycemic load, carbohydrate intake, and risk of coronary heart disease in US women», en *Am J Clin Nut*, junio 2000, 71(6): 1455-1461.

Lopez-Minguez J., Dashti H. S., Madrid-Valero J. J., Madrid J. A., Saxena R., Scheer F. A. J. L., Ordoñana J. R. y Garaulet M.: «Heritability of the timing of food intake», en *Clinical Nutrition,* abril 2019, 38(2): 767-773.

Loy S. L., Loo R. S. X., Godfrey K. M., Chong Y. S., Shek L. P., Tan K. H., Chong M. F., Chan J. K. Y. y Yap F.: «Chrononutrition during Pregnancy: A Review on Maternal Night-Time Eating», en *Nutrients*, 11 septiembre 2020, 12(9): 2783.

Lucia K. J. y Curtis K. S.: «Behavioral responses and fluid regulation in male rats after combined dietary sodium deficiency and wáter deprivation», en *Physiology & Behavior* [*Physiol Behav*], 1 febrero 2018, 184, 162-171.

Maher T. y Clegg M. E.: «Dietary lipids with potential to affect satiety: Mechanisms and evidence», en *Crit Rev Food Sci Nutr*, 2019, 59(10): 1619-1644.

Malinowski B., Zalewska K., Wȩsierska A., Sokołowska M. M., Socha M., Liczner G., Pawlak-Osin'ska K. y Wicinski M.: «Intermittent Fasting in Cardiovascular Disorders. An Overview», en *Nutrients*, 20 marzo 2019, 11(3): 673.

Martín-Peláez S., Fito M. y Castaner O.: «Mediterranean Diet Effects on Type 2 Diabetes Prevention, Disease Progression, y Related Mechanisms. A Review», en *Nutrients*, 27 julio 2020, 12(8): 2236.

Martínez-González M. A., Gea A. y Ruiz-Canela M.: «The Mediterranean Diet and Cardiovascular Health», en *Circulation Research* [*Circ Res*], marzo 2019, 124(5): 779-798.

Matias I. y Di Marzo V.: «Endocannabinoids and the control of energy balance», en *Trends in Endocrinology & Metabolism*, enero-febrero 2007, 18(1): 27-37.

Melmed S., Koenig R. J. y Auchus R. J.: *Williams Textbook of Endocrinology*, Elsevier Science Health Science, 2020.

Miro C., Docimo A., Barrea L., Verde L., Cernea S., Sojat A. S., Marina L. V., Docimo G., Colao A., Dentice M. y Muscogiuri G.: «Time for obesity-related cancer: The role of the circadian rhythm in cancer pathogenesis and treatment», en *Seminars in Cancer Biology* [*Semin Cancer Biol*], junio 2023, 91, 99-109.

Muscogiuri G., Barrea L. *et al.*: «Obesity and sleep disturbance: the chicken or the egg?», en *Crit Rev Food Sci Nutr*, 2019, 59(13): 2158-2165.

Muscogiuri G., Barrea L., Aprano S., Framondi L., Di Matteo R., Laudisio D., Pugliese G., Savastano S. y Colao A., on behalf of the Opera Prevention Project: «Sleep Quality in Obesity: Does Adherence to the Mediterranean Diet Matter?», en *Nutrients*, 10 mayo 2020, 12(5): 1364.

Muscogiuri G., Barrea L., Aprano S., Framondi L., Di Matteo R., Laudisio D., Pugliese G., Savastano S. y Colao A., on behalf of the Opera Prevention Project: «Chronotype and Adherence to the Mediterranean Diet in Obesity: Results from the Opera Prevention Project», en *Nutrients*, 9 mayo 2020, 12(5): 1354.

Muscogiuri G., Barrea L., Di Somma C., Altieri B., Vecchiarini M., Orio F., Spinosa T., Colao A. y Savastano S.: «Patient empowerment and the Mediterranean diet as a possible tool to tackle diabetes associated with overweight or obesity: a pilot study», en *Hormones* (Athens), marzo 2019, 18(1): 75-84.

Muscogiuri G., Barrea L., Laudisio D., Di Somma C., Pugliese G., Salzano C., Colao A. y Savastano S.: «Somatotropic Axis and Obesity: Is There Any Role for the Mediterranean Diet?», en *Nutrients*, 16 septiembre 2019, 11(9): 2228.

Muscogiuri G., Barrea L., Laudisio D., Pugliese G., Salzano C., Savastano S. y Colao A.: «The management of very low-calorie ketogenic diet in obesity outpatient clinic: a practical guide», en *J Transl Med*, 29 octubre 2019, 17(1): 356.

Muscogiuri G., El Ghoch M., Colao A., Hassapidou M., Yumuk V. y Busetto L.: «Obesity Management Task Force (OMTF) of the European Association for the Study of Obesity (EASO). European Guidelines for Obesity Management in Adults with a Very Low-Calorie Ketogenic Diet: A Systematic Review and Meta-Analysis», en *Obesity Facts*, 2021, 14(2): 222-245.

Muscogiuri G., Verde L., Sulu C., Katsiki N., Hassapidou M., Frias-Toral E., Cucalón G., Pazderska A., Yumuk V. D., Colao A. y Barrea L.: «Mediterranean Diet and Obesity-related Disorders: What is the Evidence?», en *Current Obesity Report*, diciembre 2022, 11(4): 287-304.

Negri M., Pivonello C., Simeoli C., Di Gennaro G., Venneri M. A., Sciarra F., Ferrigno R., de Angelis C., Sbardella E., De Martino M. C., Colao A., Isidori A. M. y Pivonello R.: «Cortisol Circadian Rhythm and Insulin Resistance in Muscle: Effect of Dosing and Timing of Hydrocortisone Exposure on Insulin Sensitivity in Synchronized Muscle Cells», en *Neuroendocrinology*, 2021, 111(10): 1005-1028.

Noda M. y Sakuta H.: «Regulation of body-fluid homeostasis», en *Trends Neuroscience*, nov. 2013, 36(11): 661-673.

Oike H., Oishi K. y Kobori M.: «Nutrients, Clock Genes, and Chrononutrition», en *Curr Nutr Rep*, 27 abril 2014, 3(3): 204-212.

Palmnäs-Bédard M. S. A., Costabile G., Vetrani C., Åberg S., Hjalmarsson Y., Dicksved J., Riccardi G. y

Landberg R.: «The human gut microbiota and glucose metabolism: a scoping review of key bacteria and the potential role of SCFAs», en *American Journal of Clinical Nutrition* [*Am J Clin Nut*], 6 octubre 2022, 116(4): 862-874.

Papakonstantinou E., Oikonomou C., Nychas G. y Dimitriadis G. D.: «Effects of Diet, Lifestyle, Chrononutrition and Alternative Dietary Interventions on Postprandial Glycemia and Insulin Resistance», en *Nutrients*, 16 febrero 2022, 14(4): 823.

Parker H. E., Gribble F. M. y Reimann F.: «The role of gut endocrine cells in control of metabolism and appetite», en *Experimental Physiology*, septiembre 2014, 99(9): 1116-1120.

Parker H. W. y Vadiveloo M. K.: «Diet quality of vegetarian diets compared with nonvegetarian diets: a systematic review», en *Nutrition Reviews*, 1 marzo 2019, 77(3): 144-160.

Paschos G. K., Ibrahim S. *et al.*: «Obesity in mice with adipocyte-specific deletion of clock component Arntl», en *Nature Medicine*, diciembre 2012, 18(12): 1768-1777.

Patterson R. E. y Sears D. D: «Metabolic Effects of Intermittent Fasting», en *Annual Review of Nutrition*, 21 agosto 2017, 37: 371-393.

Pinto T. F., de Bruin P. F. C., de Bruin V. M. S., Lopes P. M. y Lemos F. N.: «Obesity, Hypersomnolence, and Quality of Sleep: the Impact of Bariatric Surgery», en *Obesity Surgery*, julio 2017, 27(7): 1775-1779.

Pivonello R., Ferone D., Lombardi G., Colao A., Lamberts S. W. J. y Hofland L. G.: «Novel insights in dopamine receptor physiology», en *European Journal of Endocrinology*, abril 2007, 156(Supl.1): S13-S21.

Pot G. K.: «Sleep and dietary habits in the urban environment: the role of chrononutrition», en *Proc Nutr Soc*, agosto 2018, 77(3): 189-198.

Pot G. K., Almoosawi S. y Stephen A. M.: «Meal irregularity and cardiometabolic consequences: results from observational and intervention studies», en *Proc Nutr Soc*, noviembre 2016, 75(4): 475-486.

Potter G. D., Cade J. E., Grant P. J. y Hardie L. J.: «Nutrition and the circadian system», en *British Journal of Nutrition* [*Br J Nutr*], agosto 2016, 116(3): 434-442.

Quintas-Neves M., Preto J. y Drummond M.: «Assessment of bariatric surgery efficacy on Obstructive Sleep Apnea (OSA)», en *Revista Portuguesa de Pneumologia* (English Edition), noviembre-diciembre 2016, 22(6): 331-336.

Rui L.: «Brain regulation of energy balance and body weight», en *Reviews in Endocrine and Metabolic Disorders* [*Rev Endocr Metab Disord*], diciembre 2013, 14(4): 387-407.

Ruiz-Lozano T., Vidal J., de Hollanda A., Canteras M., Garaulet M. y Izquierdo-Pulido M.: «Evening chronotype associates with obesity in severely obese subjects: interaction with CLOCK 3111T/C», en *International Journal of Obesity*, [*Int J Obes*] (Londres), octubre 2016, 40(10): 1550-1557.

Ruiz-Lozano T., Vidal J., de Hollanda A., Scheer F. Garaulet M. y Izquierdo-Pulido M.: «Timing of food intake is associated with weight loss evolution in severe obese patients after bariatric surgery», en *Clinical Nutrition*, diciembre 2016, 35(6): 1308-1314.

Santos H. O., Genario R., Tinsley G. M., Ribeiro P., Carteri R. B., Coelho-Ravagnani C. F. y Mota J. F.:

«A scoping review of intermittent fasting, chronobiology, and metabolism», en *Am J Clin Nut*, 1 abril 2022, 115(4): 991-1004.

Schelbert K. B.: «Comorbidities of obesity», en *Primary Care*, junio 2009, 36(2): 271-285.

Scoditti E., Tumolo M. R. y Garbarino S.: «Mediterranean Diet on Sleep: A Health Alliance», en *Nutrients*, 21 julio 2022, 14(14): 2998.

Serin Y. y Acar Tek N.: «Effect of Circadian Rhythm on Metabolic Processes and the Regulation of Energy Balance», en *Annals of Nutrition and Metabolism*, 2019, 74(4): 322-330.

Shechter A. y Schwartz G. J.: «Gut-brain nutrient sensing in food reward», en *Appetite*, 1 marzo 2018, 122, 32-35.

Sternson S. M. y Eiselt A. K.: «Three pillars for the neural control of appetite», en *Annual Review of Physiology*, 10 febrero 2017, 79, 401-423.

Stockman M. C., Thomas D., Burke J. y Apovian C. M.: «Intermittent Fasting: Is the Wait Worth the Weight?», en *Current Obesity Report*, junio 2018, 7(2): 172-185.

Strader A. D. y Woods S. C.: «Gastrointestinal hormones and food intake», en *Gastroenterology*, enero 2005, 128(1): 175-91.

Swinburn B. y Egger G.: «Preventive strategies against weight gain and obesity», en *Obesity Review*, noviembre 2002, 3(4): 289-301.

Tinsley G. M. y La Bounty P. M.: «Effects of intermittent fasting on body composition and clinical health markers in humans», en *Nutrition Review*, octubre 2015, 73(10): 661-674.

Turek F. W., Joshu C. *et al.*: «Obesity and metabolic syndrome in circadian Clock mutant mice», en *Science*, 13 mayo 2005, 308(5724): 1043-5.

Valassi E. *et al.*: «Neuroendocrine control of food intake», en *Nutrition, Metabolism and Cardiovascular Diseases*, febrero 2008, 18(2): 158-68.

Varady K. A., Cienfuegos S., Ezpeleta M. y Gabel K.: «Clinical application of intermittent fasting for weight loss: progress and future directions», en *Nature Reviews Endocrinology* [*Nat Rev Endocrinol*], mayo 2022, 18(5): 309-321.

Varady K. A., Cienfuegos S., Ezpeleta M. y Gabel K.: «Cardiometabolic Benefits of Intermittent Fasting», en *Annual Review of Nutrition*, 11 octubre 2021, 41, 333-361.

Vasim I., Majeed C. N. y DeBoer M. D.: «Intermittent Fasting and Metabolic Health», en *Nutrients*, 31 enero 2022, 14(3): 631.

Venn B. J., Wallace A. J., Monro J. A., Perry T., Brown R., Frampton C. y Green T. J.: «The glycemic load estimated from the glycemic index does not differ greatly from that measured using a standard curve in healthy volunteers», en *The Journal of Nutrition*, 2006, 136(5): 1377-1381.

Vetrani C., Piscitelli P., Muscogiuri G., Barrea L., Laudisio D., Graziadio C., Marino F. y Colao A.: «"Planeterranea": An attempt to broaden the beneficial effects of the Mediterranean diet worldwide», en *Frontiers in Nutrition*, 2 septiembre 2022, 9, 973757.

Vetrani C., Verde L., Colao A., Barrea L. y Muscogiuri G.: «The Mediterranean Diet: Effects on Insulin Resistance and Secretion in Individuals with Overweight or Obesity», en *Nutrients*, 25 octubre de 2023, 15(21): 4524.

Vilsbøll T. y Holst J. J.: «Incretins, insulin secretion and Type 2 diabetes mellitus», en *Diabetologia*, marzo 2004, 47(3): 357-366.

Vivas L., Godino A., Dalmasso C., Caeiro X. E., Macchione A. F. y Cambiasso M. J.: «Neurochemical Circuits Subserving Fluid Balance and Baroreflex: A Role for Serotonin, Oxytocin, and Gonadal Steroids», en De Luca L. A. Jr, Menani J. V. y Johnson A. K.: *Neurobiology of Body Fluid Homeostasis: Transduction and Integration*, Boca Raton (FL): CRC Press / Taylor & Francis 2014, capítulo 9.

Vohra M. S., Benchoula K., Serpell C. J. y Hwa W. E.: «AagRP/NPY and POMC neurons in the arcuate nucleus and their potential role in treatment of obesity», en *European Journal of Pharmacology* [*Eur J Pharmacol*], 2022.

Wang G. J., Volkow N. D., Logan J., Pappas N. R., Wong C. T., Zhu W., Netusil N. y Fowler J. S.: «Brain dopamine and obesity», en *Lancet*, 3 febrero 2001, 357(9253): 354-357.

Webber E. S., Bonci A. y Krashes M. J.: «The elegance of energy balance: Insight from circuit-level manipulations», en *Synapse*, septiembre 2015, 69(9): 461-474.

Yang S., Liu A. *et al.*: «The role of mPer2 clock gene in glucocorticoid and feeding rhythms», en *Endocrinology*, mayo 2009, 150(5): 2153-2160.

Zanchi D., Depoorter A., Egloff L., Haller S., Mählmann L., Lang U. E., Drewe J., Beglinger C., Schmidt A. y Borgwardt S.: «The impact of gut hormones on the neural circuit of appetite and satiety: A systematic review», en *Neuroscience & Biobehavioral Reviews* [*Neurosci Biobehav Rev*], sept. 2017, 80, 457-475.

Índice